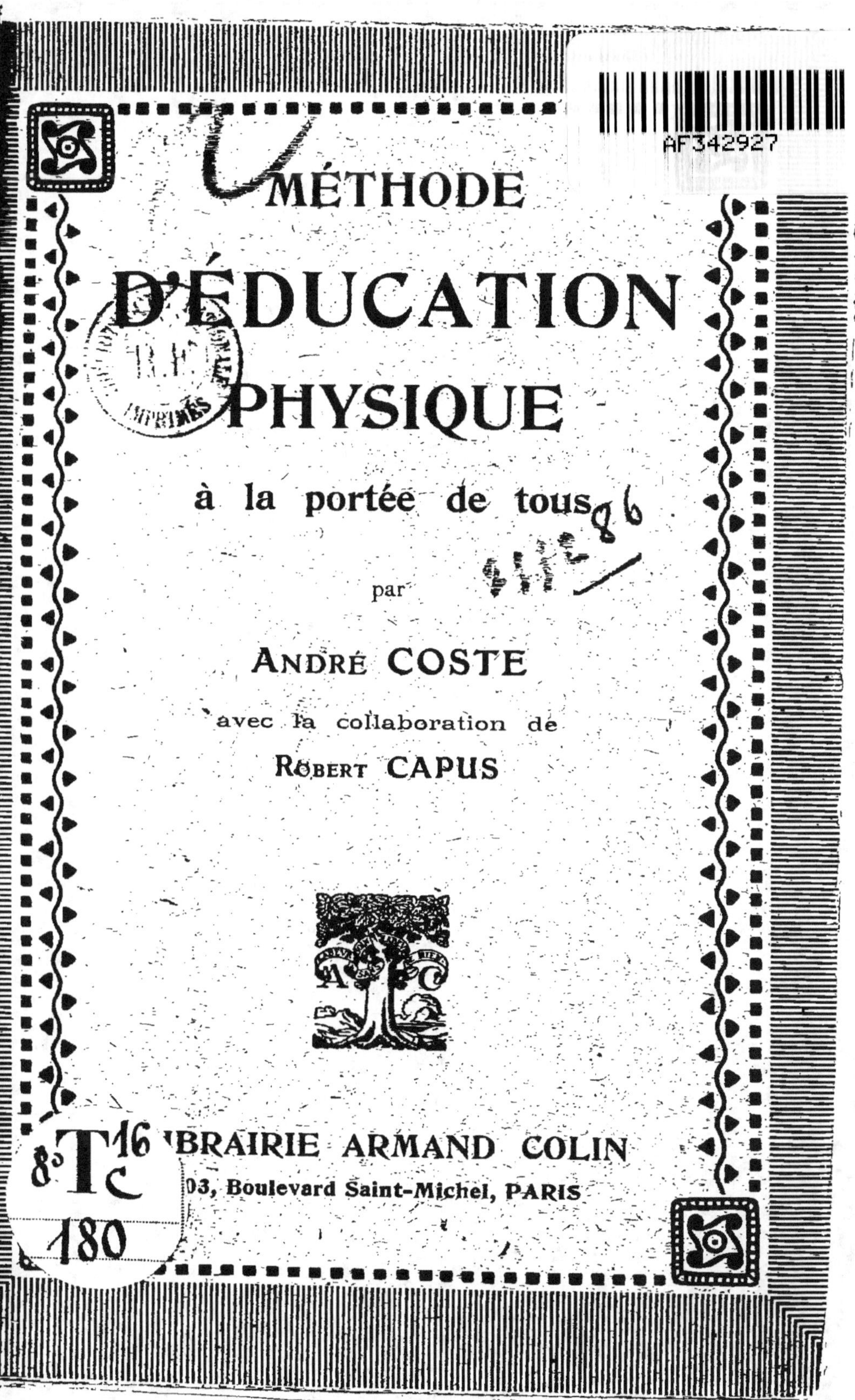

MÉTHODE D'ÉDUCATION PHYSIQUE

à la portée de tous

par

ANDRÉ COSTE

avec la collaboration de

ROBERT CAPUS

LIBRAIRIE ARMAND COLIN

103, Boulevard Saint-Michel, PARIS

MÉTHODE
D'ÉDUCATION PHYSIQUE

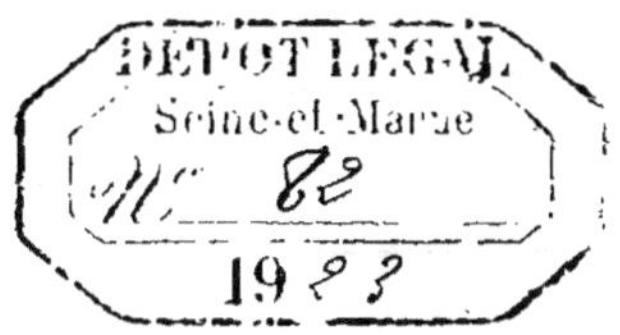

17 figures

à l'usage
des Instituteurs et des Institutrices
des Professeurs d'Éducation physique
des Instructeurs de Sociétés de Préparation au Service militaire
et de tous ceux qui s'intéressent à l'Éducation physique
et aux Sports

La présente *Méthode d'Éducation physique* convient particulièrement :

Aux professeurs d'Éducation physique des lycées et collèges de garçons et de jeunes filles;

Aux professeurs d'Éducation physique des écoles normales d'instituteurs et d'institutrices;

Aux professeurs d'Éducation physique des écoles primaires supérieures et des cours complémentaires de garçons et de jeunes filles;

Aux instituteurs et aux institutrices chargés du cours d'Éducation physique;

Aux officiers et moniteurs des centres régionaux d'Instruction physique;

Aux officiers et moniteurs des services subdivisionnaires d'Instruction physique;

Aux officiers chargés des Sports dans les corps de troupe;

Aux présidents et moniteurs des Sociétés d'Instruction physique et de Préparation militaire;

Aux présidents et monitrices des Sociétés féminines d'Éducation physique;

Enfin aux personnes qui s'intéressent à l'Éducation physique de la jeunesse française.

MÉTHODE
d'ÉDUCATION
PHYSIQUE
à la portée de tous

par André **COSTE**

Chef de section subdivisionnaire d'Instruction physique
Directeur d'Éducation physique des Écoles et de Préparation militaire
dans la 20e région

avec la collaboration

de Robert **CAPUS**, instituteur

PRÉFACE de M. le Lt-Cel DE HALDAT DU LYS
Chef du service régional de l'Instruction physique de la 20e région

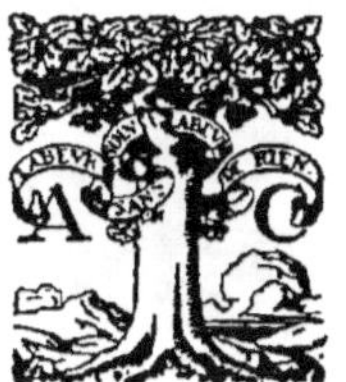

Librairie Armand Colin
103, BOULEVARD SAINT-MICHEL, PARIS

1923

PRÉFACE

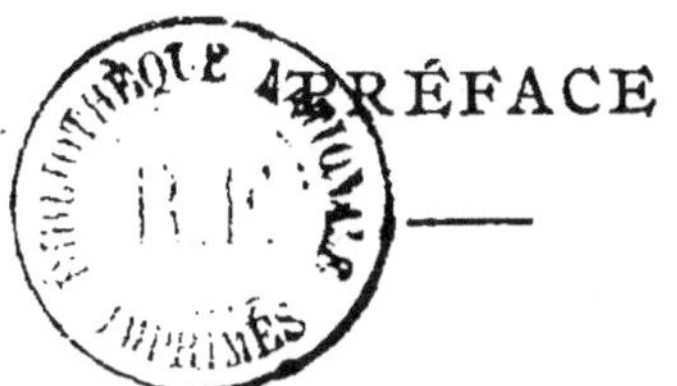

Il y a de longues années le Suédois Ling avait dit :
« Quand la France s'occupera d'éducation physique,
il se passera de grandes choses dans le monde. » Mais
malgré cet avertissement prophétique, il faut reconnaître
que notre pays a été bien long à comprendre les bienfaits
qu'il devait tirer de l'éducation du corps. Il a fallu les
terribles événements de 1870, il a fallu les efforts de ces
apôtres de l'éducation physique : les Lagrange, les
Desbonnet, les Démeny, les Hébert et tant d'autres,
il a fallu enfin la leçon de la Grande Guerre, où triom-
phèrent l'homme d'action et l'énergie des soldats, pour
faire comprendre à la Nation tous les bienfaits de l'éducation physique.

Mais, au cours de ces cinquante dernières années, que
de luttes il a fallu soutenir pour placer la question sur
son véritable terrain, pour vaincre toutes les objections,
pour la faire comprendre en un mot !

Ce sont d'abord la nonchalance et la routine qu'il a fallu
réduire. On disait : « Nos pères et nous-mêmes avons bien
vécu sans toutes ces choses nouvelles. » Mais nous avons
répondu : « Êtes-vous bien sûr d'avoir vécu au mieux ? »

Ce sont encore ceux qui ont dit : « La gymnastique, les
sports ruinent les forces et amènent la perte de la santé. »
A ceux-là, nous avons répondu : « Les sports, l'athlétisme,
la gymnastique faits avec excès, sont, en effet, mauvais.

C'est précisément parce que certains jeunes gens se sont livrés à des efforts au-dessus de leurs forces, et sans s'être préparés pour l'éducation du corps, qu'ils ont été victimes de ces accidents. Vouloir faire du sport sans auparavant s'y être préparé par l'éducation physique, c'est mettre la charrue devant les bœufs. Les sports ne doivent être l'apanage que de quelques-uns, de ceux qui, arrivés à la plénitude de leur force, veulent dépenser leur activité dans des exercices violents. L'éducation physique, au contraire, est faite pour tous, elle n'exige aucun effort anormal, des exercices de souplesse seulement, proportionnés à l'âge et à la force de ceux à qui ils sont prescrits. »

Ce sont enfin les idées fausses et l'hostilité systématique qui sont venues dire : « Plus le développement des facultés physiques croît, plus celui des facultés intellectuelles diminue. » Mais alors vinrent dans notre camp, les savants, les médecins, les physiologistes qui ont nettement établi que le développement du corps et celui de l'esprit étaient connexes, et que la santé du corps et celle de l'intelligence marchaient de pair. On voulait partout des hommes d'action, mais pour agir, il faut avant tout, la volonté et l'énergie, qualités qui n'habitent que dans un corps bien équilibré, dont toutes les grandes fonctions, en particulier les fonctions nerveuses et intellectuelles, sont en parfait état d'entretien. La plus belle intelligence, la plus solide volonté ne peuvent se développer que quand elles savent qu'elles « ne seront pas trahies par derrière par des défaillances physiques ». La lumière de ces vérités a détruit l'erreur. Mais la cause de l'éducation physique a été définitivement gagnée quand on a compris tous les bienfaits, qui dans l'ordre individuel, comme dans l'ordre social et national, découlaient de l'éducation du corps.

L'éducation physique donne aux individus la santé, bien primordial et indispensable; elle met toutes nos fonctions, qu'elles soient physiques ou intellectuelles, en état d'équilibre et fait des hommes au sens complet du mot, hommes, qui en possession de la plénitude de leurs moyens pourront tout oser, car ils savent ce qu'ils peuvent accomplir.

Les individus composant la société, il en découle que plus les individus seront équilibrés, plus la société et la nation seront elles-mêmes grandes et prospères.

L'éducation physique panse les blessures de la société et elle la moralise. C'est elle qui arrivera à réduire ces deux grands fléaux qui sont l'alcoolisme et la tuberculose, car, mettant de l'ordre dans notre corps, établissant à demeure en nous, les règles de l'harmonie et de l'hygiène, elle écarte à tout jamais les écarts physiques et moraux.

Au point de vue national, l'on peut dire, au lendemain de la Grande Guerre, que ce qui nous a donné la victoire c'est la volonté et l'énergie de tous les Français. Nos chefs ont dit : « Ils ne passeront pas ! » ou : « On les aura ! ». Paroles d'énergie que nos soldats ont transformées en actes. L'énergie qui les animait, ils l'ont poussée jusqu'aux extrêmes sacrifices et la victoire est venue à nous. Cette énergie qui a sauvé la Nation, elle le doit aux vertus de la race, mais aussi aux bienfaits de l'éducation qui a su faire des âmes fortes dans des corps entraînés et dociles.

Toutes ces leçons, tous ces enseignements, tous ces bienfaits sont maintenant connus, et, à part quelques aveugles, tous les reconnaissent. Il s'agit donc à un moment où la race a besoin de la force et de l'intelligence de tous ses enfants de répandre et faire pratiquer la bonne doctrine. Cela est d'autant plus nécessaire que notre ennemie d'hier a, elle aussi, compris les leçons des événements; elle s'est jetée à corps perdu dans l'éducation physique et par elle, elle prépare sa revanche.

Ce n'est donc pas le moment de nous endormir; il faut nous mettre résolument à l'œuvre. Toute la Nation l'a d'ailleurs compris. Les pouvoirs publics ont établi et promulgué la nécessité de l'éducation physique. Des règlements précis ont été publiés. Les savants, les hygiénistes par leurs travaux, par leurs demandes précises, font rendre chaque jour à la culture du corps la place qui lui revient, place qui avait été diminuée et réduite par un développement inconsidéré donné aux études intellectuelles.

On a enfin compris que ces études n'avaient pas de meilleur adjuvant qu'une bonne éducation du corps.

Mais il ne suffit pas d'être convaincus, il ne suffit pas d'avoir même une méthode et des instructions, il faut passer aux actes. Ici, il y a encore bien des difficultés. Récemment, dans une réunion où se trouvaient de nombreux professeurs et instituteurs, ces derniers me disaient : « Nous sommes bien convaincus de la nécessité de l'éducation physique pour la jeunesse; nous sommes prêts à payer de notre personne pour répandre des idées saines, pour donner l'instruction nous-mêmes, mais il nous manque un guide sûr et pratique pour marcher dans la voie nouvelle. »

Ce guide sûr et pratique d'éducation physique, ce vade-mecum de l'éducateur, M. l'Adjudant-Chef Coste a pensé à l'établir et c'est son travail que je présente aujourd'hui au public. On y trouvera tout ce qu'il faut pour diriger avec sûreté l'éducation de l'enfance et celle de l'adolescence. L'auteur n'a pas cherché dans son livre à exposer des idées particulières et personnelles; animé du seul désir d'être utile et connaissant les besoins des éducateurs de notre jeunesse, il a, avec une grande compétence et aussi une grande modestie, mis tout simplement le règlement d'éducation physique à la portée de tous. Tous, le père de famille, l'enfant, le jeune homme, comme surtout les maîtres, les directeurs d'école et les professeurs, y auront recours. Ils y trouveront l'exposé des leçons simples qui, faites régulièrement et avec constance, feront de nos enfants, des hommes et de bons citoyens.

Lieutenant-Colonel DE HALDAT DU LYS
Chef de Service régional
de l'Instruction physique de la 20e région.

INTRODUCTION

Dès l'Antiquité, la gymnastique était en honneur chez les peuples civilisés. Les Grecs en particulier, la font marcher de pair avec la philosophie, la littérature et les arts.

Après un temps d'arrêt assez long, les exercices physiques sont de nouveau remis à l'ordre du jour. Différentes méthodes se disputent la faveur du public. C'est alors que survint la Guerre. Pour instruire les jeunes classes, pour récupérer le plus d'hommes possible, il fallut choisir parmi les travaux des devanciers les moyens les plus rationnels et les plus conformes aux données physiologiques. Une méthode fut donc improvisée et, après des expériences concluantes, l'école de Joinville-le-Pont réouverte devenait un centre de formation d'instructeurs.

L'éminent personnel de cette école, continuant ses travaux, perfectionne la nouvelle méthode et donne au public un règlement prenant l'individu dès son enfance et le suivant dans la vie. Certes, elle n'est pas parfaite, le parfait n'étant pas de ce monde, mais elle marque un grand progrès parce qu'elle s'appuie sur des bases physiologiques, parce qu'elle est attrayante et surtout parce qu'elle s'est adaptée aux conditions de la vie.

Notre ouvrage a pour but de vulgariser cette nouvelle méthode, de bien la faire reconnaître au public. C'est que, en effet, *la doctrine d'Amoros* reste encore trop en vigueur dans les sociétés de gymnastique ou de préparation militaire. Ces associations visent trop la présentation en public et leurs efforts ne s'adressent souvent qu'aux forts, aux bien doués. Les exercices d'acrobatie et d'athlétisme, les pyramides excitant l'angoisse de la foule, sont leur but.

Aussi avons-nous essayé de réunir dans ce livre, les principales données de la *méthode* de Joinville et d'en expliquer la pratique.

A. C.

TABLE DES MATIÈRES

Préface.   VII

Introduction.   XIII

Table des matières.   XV

Table des principaux jeux.   XVI

Chapitre premier. — But et grandes divisions de la méthode .   1

—   ii. — Composition d'une leçon d'éducation physique. .   5

—   iii. — Leçons spéciales pour enfants de 4 à 9 ans . .   9

—   iv. — Leçons pour enfants de 9 à 11 ans.   23

—   v. — Leçons pour enfants de 11 à 13 ans   41

—   vi. — Éducation physique du cycle secondaire   57

—   vii. — Cycle supérieur ou athlétique   83

—   viii. — Éducation physique féminine   87

—   ix. — Éducation prémilitaire. Certificat de préparation
au service militaire.   95

—   x. — Éducation physique militaire   101

—   xi. — Éducation physique de l'âge mûr et de la vieillesse.   105

Conclusion   109

TABLE DES PRINCIPAUX JEUX

Aéroplane (L') 14
Anguille (L') 65
Balle au camp (La) 68
Balle au chasseur (La) 29
Balle au mur (La) 32
Balle au pot (La) 29
Balle du terrain acquis (La) . . 32
Balle cavalière (La) 48
Balle en posture (La) 32
Ballon militaire (Le) 70
Barres (Les) 67
Chandelle (La) 12
Chandelles empoisonnées (Les) 34
Chat coupé (Le) 30
Chat et souris (Le) 13
Chat malade (Le) 30
Chat suspendu (Le) 66
Chemin de fer (Le) 11
Coins (Les) 14
Colin-Maillard (Le) 13
Combat de coqs (Le) 34
Coupe-jarrets en cercle (Le) . . 43
Coupe-jarrets en colonne (Le) . 43
Course à deux sur deux jambes
   (La) 66
Course à trois jambes (La) . . 66
Deux camps (Les) 33
Drapeau (Le) 68
Épervier (L') 30
Esquive-ballon 32
Frapper Guillaume 47
Grande Thèque (La) 69

Héron (Le) 11
Jarcotons (Les) 28
Loup et l'agneau (Le) 14
Mains brûlent (Les) 11
Manchot maître chez soi . . . 33
Massacre (Le) 32
Mère Garuche (La) 66
Mille-pattes (Les) 26
Nain et le Géant (Le) 11
Navette (La) 30
Ogre et le petit Poucet (L') . . 14
Ours (L') 14
Pendule (La) 11
Petites courses avec arrêts . . . 14
Petits paquets (Les) 29
Pieds liés (Les) 43
Pigeon-vole modifié 14
Pile ou face 30
Polichinelle (Le) 11
Prière des Hindous (La) . . . 48
Prisonniers (Les) 13
Quille humaine (La) 43
Saute-borne (Le) 43
Tir au pigeon (Le) 32
Tortue (La) 47
Touche-ballon 32
Tournoi (Le) 66
Trépied humain (Le) 66
Va-et-vient (Le) (Première
   manière) 32
Va-et-vient (Le) (Deuxième
   manière) 66

MÉTHODE
D'ÉDUCATION PHYSIQUE
A LA PORTÉE DE TOUS

CHAPITRE PREMIER

BUT ET GRANDES DIVISIONS DE LA MÉTHODE

But

La *Méthode d'Éducation physique* a pour but principal d'assurer la *santé* des individus par le développement des grandes fonctions organiques.

Elle permettra, en faisant travailler toutes les masses musculaires, de retrouver le type de l'antique beauté, type fait de grâce, d'harmonie et de souplesse.

Elle nous apprendra, par les exercices d'application, la meilleure façon d'utiliser nos forces.

Elle éduquera notre système nerveux, nous donnant l'adresse, l'agilité, la coordination des mouvements et la maîtrise de soi si utile dans la vie.

En outre, elle nous fera acquérir le goût et l'habitude de l'effort. Par ses pratiques sportives, elle cultivera l'esprit de collectivité, elle permettra la lutte contre l'alcoolisme et la débauche.

S'adressant également aux femmes, elle contribuera à la régénération de la race.

Grandes divisions de la méthode d'éducation physique

Une *Méthode d'Éducation physique* devant s'appliquer à tous, doit mettre en œuvre des procédés variés et souples, à la portée de toutes les constitutions.

Différents groupes d'exercices seront donc envisagés et chacun d'eux s'adressera à une classe de sujets de valeur physiologique déterminée.

Notre *Méthode* se divisera ainsi :

1° L'*éducation physique élémentaire* s'adressant aux enfants de 4 à 13 ans environ ;

2° L'*éducation physique secondaire* intéressant les sujets de 13 à 18 ans environ ;

3° L'*éducation physique supérieure* concernant les jeunes gens qui, après examens médical et physique, sont capables de suivre ce degré et qui pourront s'y maintenir, grâce à l'entraînement, jusqu'à l'âge de 35 à 40 ans, déclin de la force musculaire ;

4° L'*éducation physique de l'âge mur* et *de la vieillesse* qui permettra de reculer les bornes de la vieillesse.

Entre temps, nous pourrons considérer l'*éducation physique militaire*.

I. — ÉDUCATION PHYSIQUE ÉLÉMENTAIRE

L'*éducation physique élémentaire* (appelée encore *prépubertaire*), aura pour but principal de développer les grandes fonctions organiques (respiration, circulation, etc.). Elle tendra à éduquer le système nerveux, mais ne visera pas à la culture des muscles, l'augmentation musculaire pouvant provoquer un ralentissement dans le développement des os.

Ce cycle de l'éducation physique sera divisé lui-même en trois groupes suivant l'*âge physiologique* des enfants. Il est à souhaiter que cette division soit faite avec la collaboration du médecin. Nous aurons les groupes suivants :

a) Enfants de 4 à 9 ans environ avec groupe à part pour ceux de 4 à 7 ans ;

b) Enfants de 9 à 11 ans environ ;

c) Enfants de 11 à 13-14 ans environ.

Vers l'âge de 14 ans, les enfants subiront un examen physique, le *Certificat élémentaire d'Education physique.* Ce n'est qu'après l'obtention de ce certificat qu'ils pourront passer dans le cycle secondaire.

II. — ÉDUCATION PHYSIQUE SECONDAIRE.

L'*éducation physique secondaire (pubertaire et post-pubertaire)* intéresse une période délicate de la vie, celle de la *formation.* Les plus grandes précautions sont à prendre pour éviter des troubles graves dans la constitution générale et le développement de la croissance. L'instructeur veillera à ce que les enfants n'abusent pas de leurs forces. Il évitera les spécialisations prématurées et les excès de fatigue. Ici encore, la collaboration du médecin serait indispensable.

Dans ce cycle, on visera au développement des fonctions organiques et des systèmes nerveux et musculaire. On apprendra également à l'adulte à utiliser le plus économiquement possible, l'énergie qu'il acquiert par l'exercice.

Ce cycle comprendra deux groupes, suivant l'*âge physiologique* des enfants :

a) 1er degré : jeunes gens de 13 à 16 ans environ ;

b) 2e degré : jeunes gens de 16 à 18 ans·environ.

Vers la 16e année, ils subiront un examen, le *Certificat secondaire d'Éducation physique* (1er degré). Seuls, les candidats ayant réussi dans toutes les épreuves seront admis dans le 2e degré.

A l'âge de 18 ans environ, une série d'épreuves seront subies par les adultes. Cet examen, le *Certificat secondaire d'Éducation physique* (2e degré), sera le couronnement de l'éducation physique secondaire. Les individus munis de ce certificat pourront, après examen médical, aborder le cycle supérieur.

III. — ÉDUCATION PHYSIQUE SUPÉRIEURE

L'*éducation physique supérieure (sportive et athlétique),* s'adressera aux hommes de 18 à 35-40 ans environ. Elle est la résultante des deux cycles précédents.

Le but à atteindre sera la réalisation du type de l'athlète

complet c'est-à-dire du type possédant à la fois la ₁force, la vitesse et le fond. C'est seulement pendant cette période que, par suite des dispositions et des tendances naturelles, l'individu se spécialisera.

Éducation physique militaire

Entre le cycle secondaire et le cycle supérieur, il est bon d'envisager l'éducation physique militaire. Les jeunes soldats arrivant au corps ont une valeur physiologique très variable. Après un examen médical et des épreuves physiques judicieusement choisies, les recrues seront divisées en trois groupes : Faibles; Moyens; Forts.

IV. — ÉDUCATION PHYSIQUE DE L'AGE MUR ET DE LA VIEILLESSE

Arrivés à l'âge de 35 à 40 ans, les os sont solides et les muscles encore vigoureux, mais les tissus artériels sont usés, le cœur et les poumons fatigués. Par conséquent, l'homme devra renoncer aux exercices violents, aux exercices de vitesse pour ne pratiquer que des sports calmes. Par la pratique quotidienne de l'exercice, par des moyens physiques appropriés, l'homme arrivera à se maintenir en bonne santé et à conserver la souplesse et l'allure du jeune homme.

Dans ce cycle, on combattra également les effets de la sédentarité.

Il serait à souhaiter qu'un carnet contenant tous les renseignements physiologiques et les performances accomplies, suive l'individu pendant toute sa vie. Le médecin y consignerait toute indication utile et guiderait ainsi l'instructeur.

CHAPITRE II

COMPOSITION D'UNE LEÇON D'ÉDUCATION PHYSIQUE

Les leçons d'éducation physique sont collectives. On distingue les *leçons complètes*, les *séances d'études*, et les *séances de jeux*.

Leçon complète

La leçon complète comporte une série d'exercices combinés mettant en action tous les moyens du sujet : « C'est, dit Démeny, une *sélection* de moyens de perfectionnement *dans un ordre logique.* »

Ces exercices sont classés dans l'ordre suivant, formant ainsi sept familles d'exercices :

1° MARCHER ;
2° GRIMPER, ESCALADER, ÉQUILIBRE ;
3° SAUTER ;
4° LEVER ET PORTER ;
5° COURIR ;
6° LANCER ;
7° ATTAQUE ET DÉFENSE.

Chacune de ces familles d'exercices se rapporte à un organe et a un effet bien déterminé.

Qualités de la leçon complète

Elle sera *continue*, c'est-à-dire qu'elle ne comportera aucun repos, sauf les exercices respiratoires. Aucune explication provoquant une interruption ne sera donnée. Par suite, les exercices demandés devront, à l'avance, être connus des exécutants.

Également, elle sera *alternée*, les exercices du train supérieur alternant avec ceux du train inférieur.

Elle sera *graduée* en intensité et en difficultés.

Elle sera *attrayante*, par suite de l'introduction de jeux en temps utile et de la fréquente variation de ces jeux et des exercices de chaque famille.

Elle sera *disciplinée*, c'est-à-dire menée avec énergie; par conséquent, l'instructeur devra préparer sérieusement sa leçon, prévoyant ainsi tous les accidents qui peuvent se produire.

En outre, elle sera *appropriée* aux moyens matériels dont on dispose.

Mise en train

Chaque leçon commence par une *mise en train*, composée d'évolutions simples et d'assouplissements d'énergie croissante. Cette mise en train a pour but d'échauffer l'organisme, d'assouplir les articulations et d'éduquer le système nerveux. On évitera ainsi des ruptures musculaires, on éveillera l'attention des individus et on les préparera physiquement et moralement.

La durée de la mise en train varie avec la température : elle sera *vive* par temps froid ou humide; elle sera *lente* par temps chaud ou normal.

Elle représente approximativement le tiers de la leçon.

Retour au calme

A la fin de la leçon, les individus sont essoufflés par suite de la suractivité de toutes les fonctions. Il est donc nécessaire de procéder au *retour au calme* de l'organisme. On y arrivera par des exercices respiratoires et des évolutions d'énergie décroissante.

En résumé, la leçon complète se compose de la *mise en train*, de la *leçon proprement dite* et du *retour au calme*.

Exception à la leçon complète

Des leçons spéciales sont données aux enfants de 4 à 9 ans. Ces leçons feront l'objet d'un chapitre particulier (Voir p. 8).

Séances d'études

Dans ces séances, les exécutants apprennent les différents éléments qui serviront à composer les leçons ainsi que les règles des jeux sportifs. Elles ont également un but correctif, par exemple, redresser la colonne vertébrale, fixer les épaules en arrière. Tous les mouvements seront étudiés très lentement et s'adresseront, en partie égale, au train supérieur et au train inférieur. Les séances d'études auront le plus possible les qualités de la leçon complète. Chacune de ces séances commence par une mise en train et se termine par un retour au calme.

Séances de jeux

De temps en temps, il sera bon de remplacer une leçon complète par une séance de jeux sportifs tels que le *volley-ball*, *basket-ball*, etc. Ces jeux seront choisis avec le plus grand soin et devront être à la portée des exécutants. Ils développeront l'émulation en même temps que la solidarité.

Comme les séances d'études, les séances de jeux commencent par une mise en train et se terminent par un retour au calme.

CHAPITRE III

LEÇONS SPÉCIALES
POUR ENFANTS DE 4 A 9 ANS

Ces leçons concernent garçons et filles. Elles seront quotidiennes et dureront de 15 à 25 minutes. Comme nous l'avons dit précédemment, nous distinguerons deux groupes :

1º Les enfants de 4 à 7 ans ;

2º Les enfants de 7 à 9 ans.

Le programme sera le même : rondes, petites évolutions, jeux et mouvements d'imitation, exercices mimés, petits jeux collectifs, jeux et exercices respiratoires, mais la proportion sera différente.

	Enfants de 4 à 7 ans.	Enfants de 7 à 9 ans.
RONDES ET ÉVOLUTIONS . .	2	3
JEUX D'IMITATION	1	1
MOUVEMENTS D'IMITATION. .	2	3
EXERCICES MIMÉS (Bras, tronc, jambes)	3	4
JEUX COLLECTIFS	2	2
JEUX RESPIRATOIRES	2	3
EXERCICES RESPIRATOIRES .	2	2

ÉLÉMENTS PERMETTANT DE COMPOSER
LES LEÇONS

Mise en train

ÉVOLUTIONS : Rassembler les enfants en colonne par un, par rang de taille. Les faire s'aligner et rompre les rangs.

Marche sur la pointe des pieds (Pendant un temps très court).

Marche avec élévation des genoux.

Marche serpentine. — Les élèves étant en colonne par un, l'instructeur en tête, marchent en changeant fréquemment de direction.

Les cercles. — La classe est en colonne par un; le premier élève rejoint le dernier formant ainsi un cercle. Les enfants se comptent par quatre. Au commandement de l'instructeur : *Cercles extérieurs* ou *Cercles intérieurs*, les numéros 1 suivis de leurs

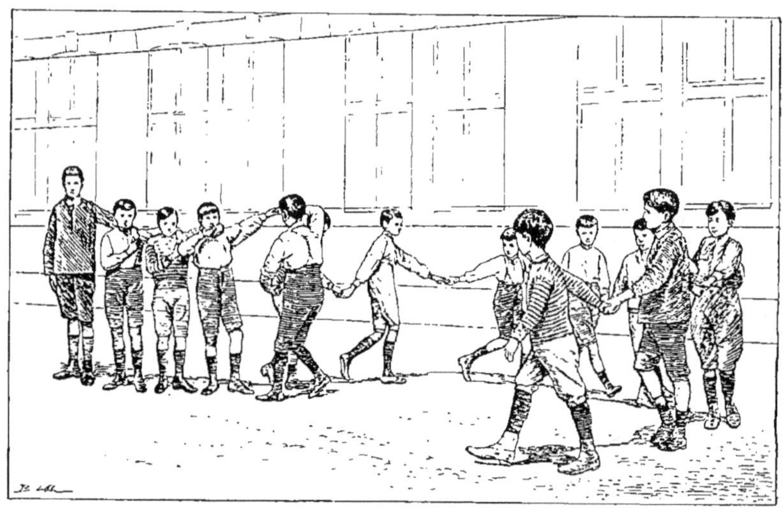

Fig. 1. — LA CHAÎNE ROULÉE.

camarades tournent en décrivant un cercle vers l'extérieur ou vers l'intérieur.

L'escargot. — Guidée par l'instructeur, la colonne décrit une spirale.

La chaîne roulée. — Les enfants pratiquent souvent cet exercice sous le nom de : *Enfiler les aiguilles de bois*. Les élèves, se tenant par la main, passent sous les bras levés des deux derniers. L'avant-dernier, sans passer sous le bras de son camarade, fait demi-tour ayant la main droite sur l'épaule gauche. Et la chaîne continue. Quand tous les élèves ont passé, le premier vient donner la main au dernier et les enfants, passant sous leurs bras, déroulent la chaîne et se retrouvent les bras croisés. Ils font alors le geste de scier du bois (fig. 1).

RONDES AVEC CHANTS : Il appartient aux éducateurs de la jeunesse de faire apprendre aux enfants les rondes chantées qui charmèrent notre jeunesse : *Sur le pont d'Avignon; Savez-vous planter les choux? La mère Michel*, etc.

JEUX D'IMITATION : Le chemin de fer. — Les enfants sont en colonne par un et, en marchant, imitent le bruit de la locomotive, les sifflets; ils augmentent de vitesse, ralentissent suivant les indications de l'instructeur; les bras peuvent imiter le mouvement de la bielle.

Le nain et le géant. — En marchant, les enfants se baissent ou se grandissent pour imiter le nain ou le géant.

Morts et vivants. — Au cours de la marche, les enfants se couchent vivement à terre ou se relèvent sur les indications de l'instructeur.

Les mains brûlent. — Les élèves sont divisés en deux camps se faisant face à une distance de 10 mètres environ; un ballon ou tout autre objet est placé entre les deux rangs. Les enfants sont numérotés; à l'appel de leur numéro, ils sortent en courant pour ramasser l'objet. Celui qui, le premier, s'en empare, doit le reporter dans son camp tandis que son adversaire le poursuit.

Le héron. — Les enfants imitent le héron qui se tient en équilibre sur une patte.

La pendule. — Les élèves fléchissent le tronc alternativement à droite et à gauche, les bras élevés latéralement; ils imitent le tic-tac de la pendule.

La course à la mouche. — Les enfants courent en faisant le geste d'attraper des mouches.

L'envolée des oiseaux. — Les enfants, étant rassemblés autour de l'instructeur, se dispersent à son signal en imitant le mouvement et le bruit des ailes.

Le polichinelle. — Les enfants sautent en écartant les bras et les jambes.

Le cheval au manège. — Les élèves tournent en cercle en imitant l'allure du cheval au pas, au trot ou au galop et ses hennissements.

La culbute en avant (*Pour les garçons seulement*). — Ils posent les mains à terre et, prenant appui sur la tête et s'aidant d'une poussée des jambes, roulent sur le dos pour se retrouver assis; ce mouvement peut se faire plusieurs fois de suite.

Leçon proprement dite

MOUVEMENTS D'IMITATION : Les enfants imitent les gestes des personnages indiqués ainsi que le bruit de leur outil.

Le pompier. — Les élèves peuvent se faire face et manœuvrer alternativement.

Le balayeur, de pied ferme ou en marchant.

Le faucheur, en marchant.
Le sonneur de cloches.
Le joueur d'orgue.
Le menuisier.
Le tireur d'eau.
Le nageur. — Mouvements des bras et des jambes.
Le tailleur. — Se mettre assis, puis debout, comme le tailleur.
La marche des gendarmes. — Grands pas avec balancements des bras.
Le boxeur.
Le cycliste (*Pour les garçons seulement*). — Se fait couché sur le dos, mouvement des jambes.

EXERCICES MIMÉS : Les enfants sont placés devant l'instructeur et imitent ses mouvements qui sont continus, sans saccades et en souplesse.

Bras. — Elévation horizontale des bras tendus dans les différents plans verticaux.

Même exercice avec flexion et extension des mains ou des poignets en souplesse.

Elévation verticale des bras dans les différents plans verticaux.

Même exercice avec flexion et extension des mains.

Elévation latérale des bras avec ou sans flexion des poignets en souplesse.

Ces mouvements peuvent être faits les bras fléchis. On peut encore les commencer par une flexion des avant-bras.

Jambes. — Elévation du genou et extension de la jambe dans les différents plans.

Elévation du genou et circumduction du pied.

Elévation de la jambe tendue dans les différents plans. Même exercice avec flexion et extension du pied.

Tronc. — Rotation du tronc, assis ou debout.

Flexion latérale du tronc, assis ou debout.

Flexion avant et extension du tronc, debout ou assis.

Etant couché, élévation de la jambe tendue.

Exercices d'équilibre. — Elévation latérale de la jambe, bras verticaux.

Elévation horizontale de la jambe, bras latéraux.

Elévation de la jambe, genou fléchi.

Elévation arrière de la jambe tendue, bras verticaux.

Elévation avant de la jambe tendue, bras horizontaux.

REMARQUE. — *Pour l'exécution de tous ces exercices, la correction n'est pas exigée mais l'instructeur veillera à rectifier les attitudes incorrectes.*

PETITS JEUX COLLECTIFS : **La chandelle**. — Ce jeu peut se faire assis ou debout. Les enfants sont en cercle, sur un rang. L'un d'eux, tenant un mouchoir ou tout autre objet, court derrière ses camarades, pose l'objet derrière l'un d'eux et continue sa course. Dès que l'autre s'en aperçoit, il ramasse l'objet et poursuit le coureur, tâchant de l'attraper avant qu'il ne soit de retour à sa place. S'il est pris, il est placé en chandelle à l'intérieur du cercle dans la position indiquée par l'instructeur. Le deuxième continue à courir et pose l'objet à nouveau. Si l'enfant derrière lequel l'objet est posé ne s'en aperçoit pas, il est placé en chandelle.

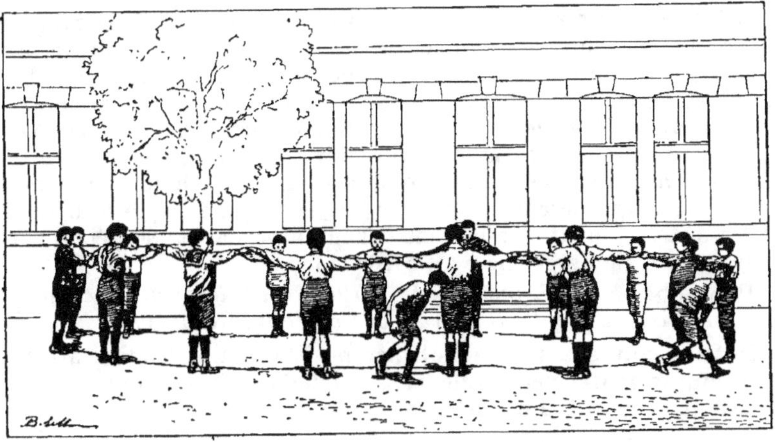

Fig. 2. — LE CHAT ET LA SOURIS.

Le chat et la souris. — Les joueurs, en cercle, se tiennent par la main, les bras levés et écartés. L'élève désigné pour faire la souris court en dehors du cercle poursuivi par le chat. Celui-ci doit passer par tous les intervalles dans lesquels a passé la souris (La souris peut passer entre les bras, entre les jambes) (fig. 2).

Les joueurs ne doivent pas être trop nombreux afin que chacun puisse courir à son tour. Si le chat ne pouvait prendre la souris, un autre joueur serait désigné.

Les prisonniers. — Les deux tiers des élèves forment un cercle en se tenant par la main, cercle au milieu duquel sont les autres enfants. Ceux-ci cherchent à sortir du cercle, par tous les moyens, et les autres essaient de les en empêcher. Quand tous les joueurs sont sortis du cercle, un nouveau tiers se place à l'intérieur tandis que les autres prennent place dans le cercle.

REMARQUE. — *L'instructeur devra surveiller attentivement les joueurs pour éviter tout incident fâcheux.*

Le colin-maillard. — Un joueur, les yeux bandés, cherche à prendre un de ses camarades et à le reconnaître.

Les coins. — Les enfants sont disposés de façon à former un polygone. Un d'entre eux est placé au milieu et cherche à prendre la place d'un de ses camarades quand ceux-ci changent de place.

Pigeon-vole modifié (*A la voix ou au sifflet*). — Les joueurs doivent, suivant les conventions, sauter en avant ou en arrière suivant le nombre des coups de sifflet donnés.

L'aéroplane. — Les enfants sont en colonne par un ; ils courent les bras écartés latéralement et imitent le vrombrissement de l'hélice.

L'Ogre et le petit Poucet. — Les joueurs sont sur deux rangs : le premier fait le petit Poucet et marche à petits pas ou sur les talons. L'instructeur leur donne une certaine avance. Le deuxième rang, les ogres, doit attraper le premier avant une certaine limite.

Le loup et l'agneau. — Les enfants, placés en colonne par un, se tiennent par la taille, le premier est le berger et le dernier est l'agneau ; un joueur en dehors du rang fait le loup. Au signal donné, le loup cherche à attraper l'agneau, tandis que le berger et les autres joueurs s'efforcent à l'en empêcher en se déplaçant rapidement. Le berger ne peut saisir le loup.

Remarque. — *L'instructeur veillera attentivement à ce jeu ; par crainte d'accidents, il devra modérer l'allure des joueurs.*

Petites courses avec arrêts, en positions et attitudes variées. Les enfants courent en cercle, et, au signal de l'instructeur, s'arrêtent dans la position où ils sont.

Exercices d'ordre et de retour au calme

JEUX RESPIRATOIRES : **Souffler la soupe trop chaude.**
Souffler la chandelle.
Gonfler les bulles de savon.
Imiter le soleil des feux d'artifice, en tournant le bras et en reproduisant le bruit caractéristique.
De même pour **la fusée.**
Imiter le sifflet de la locomotive.
Le cocorico prolongé.
Imiter la sirène de la machine à vapeur.
Sentir la fleur.
Boire dans le creux de sa main.
RONDES ET MARCHES LENTES A VOLONTÉ, avec ou sans chants.
EXERCICES RESPIRATOIRES : **Respiration nasale.**
Respiration nasale gauche en fermant la narine droite sans exagérer la pression.
Respiration nasale droite.
Respirer en portant les épaules en arrière.

Respirer en exécutant la circumduction des épaules.

Même exercice avec élévation des bras tendus ou fléchis latéralement.

REMARQUE. — *Les exercices respiratoires seront faits dans le cours de la leçon chaque fois que le besoin s'en fera sentir. L'exagération est ici à proscrire.*

L'instructeur s'efforcera d'obtenir des expirations profondes.

I. — EXEMPLES DE LEÇONS
POUR ENFANTS DE 4 A 7 ANS

1re Leçon

Mise en train

ÉVOLUTIONS : Colonne par un. — Marche serpentine.

RONDE AVEC CHANT : *Sur le pont d'Avignon.*

JEU D'IMITATION : Le chemin de fer.

EXERCICES RESPIRATOIRES, en portant les épaules en arrière.

Leçon proprement dite

MOUVEMENTS D'IMITATION : Le pompier. — Le balayeur en marchant.

PREMIER JEU COLLECTIF : La chandelle.

EXERCICES MIMÉS : Elévation horizontale des bras dans les différents plans verticaux.

Elévation du genou et extension de la jambe dans les différents plans.

Rotation du tronc.

DEUXIÈME JEU COLLECTIF : L'Ogre et le petit Poucet.

Retour au calme

Souffler la soupe trop chaude.

Rondes lentes, marches avec chants.

Dans le courant de la leçon, dès que le besoin se fera sentir, faire exécuter des jeux et exercices respiratoires.

2ᵉ Leçon

Mise en train

ÉVOLUTIONS : Colonne par un. — L'escargot.
RONDE CHANTÉE : *Il court, il court le furet.*
JEU D'IMITATION : Le polichinelle.
EXERCICES RESPIRATOIRES : Respiration nasale gauche, puis droite.

Leçon proprement dite

MOUVEMENTS D'IMITATION : Le menuisier. — Le cycliste.
PREMIER JEU COLLECTIF : Le chat et la souris.
EXERCICES MIMÉS : Elévation latérale des bras avec flexion et extension de la main.
Elévation de la jambe dans les différents plans.
Debout, flexion latérale du tronc.
DEUXIÈME JEU COLLECTIF : Le colin-maillard.

Retour au calme

Sentir la fleur.
Ronde lente avec arrêts, marches avec chants.
Dans le courant de la leçon, introduire des jeux et exercices respiratoires.

3ᵉ Leçon

Mise en train

ÉVOLUTIONS : Rassemblement en colonne par un. — Marche sur la pointe des pieds.
RONDE CHANTÉE : *Savez-vous planter les choux?*
JEU D'IMITATION : Le héron.
JEU RESPIRATOIRE : Gonfler les bulles de savon.

Leçon proprement dite

MOUVEMENTS D'IMITATION : Le sonneur de cloches. — Le rémouleur.

PREMIER JEU COLLECTIF : Pigeon-vole modifié.

EXERCICES MIMÉS : Elévation verticale des bras dans les différents plans avec flexion et extension de la main.

Elévation de la jambe et circumduction du pied.

Flexion avant du tronc, étant debout.

DEUXIÈME JEU COLLECTIF : Les coins.

Retour au calme

Boire dans le creux de sa main.

La fusée.

Marche lente avec chants.

Dans le courant de la leçon, introduire des jeux et exercices respiratoires.

4e Leçon

Mise en train

ÉVOLUTIONS : La chaîne roulée. — Marche sur la pointe des pieds.

RONDE CHANTÉE : *La mère Michel.*

JEU D'IMITATION : La pendule.

JEU RESPIRATOIRE : Le soleil.

Leçon proprement dite

MOUVEMENTS D'IMITATION : Le joueur d'orgue. — Le tireur d'eau.

PREMIER JEU COLLECTIF : L'aéroplane.

EXERCICES MIMÉS : Flexion des avant-bras et extension horizontale.

Elévation du genou et extension de la jambe.

Assis, flexion avant du tronc.

DEUXIÈME JEU COLLECTIF : Le nain et le géant.

Retour au calme

Le cocorico prolongé.
Ronde lente.
Marche avec chants.

Dans le courant de la leçon, introduire des jeux et exercices respiratoires.

5ᵉ *Leçon*

Mise en train

ÉVOLUTIONS : Colonne par un. — L'escargot.
RONDE CHANTÉE : *Malborough s'en va-t-en guerre.*
JEU D'IMITATION : Les mains brûlent.
JEU RESPIRATOIRE : La soupe trop chaude.

Leçon proprement dite

MOUVEMENTS D'IMITATION : Le faucheur, en marchant. — La marche des gendarmes.
PREMIER JEU COLLECTIF : Les prisonniers.
EXERCICES MIMÉS : Elévation verticale des bras fléchis dans les différents plans.
Elévation de la jambe tendue.
Rotation du tronc.
DEUXIÈME JEU COLLECTIF : Le loup et l'agneau.

Retour au calme

La sirène.
Sentir la fleur.
Ronde. Marche avec chants.

Dans le courant de la leçon, introduire des jeux et des exercices respiratoires.

II. — EXEMPLES DE LEÇONS POUR ENFANTS DE 7 A 9 ANS

1ʳᵉ Leçon

Mise en train

ÉVOLUTIONS : Rassemblement en colonne par un. — Marche sur la pointe des pieds. — L'escargot.

JEU D'IMITATION : Les mains brûlent.

EXERCICES RESPIRATOIRES : Respirer en élevant les bras fléchis latéralement.

Leçon proprement dite

MOUVEMENTS D'IMITATION : Le pompier (les élèves se faisant face et alternant leurs mouvements). — Le rémouleur. Le faucheur (en marchant).

PREMIER JEU COLLECTIF : Les prisonniers.

EXERCICES MIMÉS : Elévation verticale des bras tendus dans les différents plans avec flexion et extension de la main en souplesse.

Elévation de la jambe tendue dans les différents plans, avec flexion et extension du pied.

Assis, flexion latérale du tronc. Elévation de la jambe, genou fléchi.

DEUXIÈME JEU COLLECTIF : Les coins.

Retour au calme

Sentir la fleur.
Boire de l'eau dans le creux de sa main.
Ronde lente et marche avec chants.

Dans le courant de la leçon, introduire des jeux et exercices respiratoires.

2ᵉ *Leçon*

Mise en train

ÉVOLUTIONS : Rassemblement en colonne par un. — La serpentine. — La chaîne roulée.

JEU D'IMITATION : Le polichinelle.

JEU RESPIRATOIRE : Les bulles de savon.

Leçon proprement dite

MOUVEMENTS D'IMITATION : Le balayeur, en marchant. — Le dessinateur. — Le tailleur, assis et debout.

PREMIER JEU COLLECTIF : Le loup et l'agneau.

EXERCICES MIMÉS : Flexion des avant-bras et extension verticale des bras dans les différents plans verticaux.

Sauter jambes écartées avec écartement horizontal des bras.

Rotation du tronc, debout.

Elévation latérale de la jambe, bras verticaux.

DEUXIÈME JEU COLLECTIF : Colin-maillard.

Retour au calme

Le soleil.

Le cocorico prolongé.

Ronde lente et marche avec chants.

Dans le courant de la leçon, introduire des jeux et exercices respiratoires.

3ᵉ *Leçon*

Mise en train

ÉVOLUTIONS : Marche avec élévation des genoux. — Les cercles.

RONDE : *Sur le pont d'Avignon.*

JEU D'IMITATION : Morts et vivants.

EXERCICE RESPIRATOIRE : Respirer en élevant les bras tendus latéralement.

Leçon proprement dite

MOUVEMENTS D'IMITATION : Le faucheur, en marchant. — Le cycliste. — Le boxeur.

PREMIER JEU COLLECTIF : La chandelle.

EXERCICES MIMÉS : Flexion des avant-bras et extension horizontale des bras.

Elévation du genou et extension de la jambe avec circumduction du pied.

Couché, élévation du genou et extension de la jambe.

Elévation horizontale de la jambe, bras latéraux.

DEUXIÈME JEU COLLECTIF : Pigeon-vole modifié.

Retour au calme

Boire de l'eau dans le creux de sa main.

Souffler la chandelle.

Ronde lente, marche avec chants.

Dans le courant de la leçon, introduire des jeux et exercices respiratoires.

4ᵉ Leçon

Mise en train

ÉVOLUTIONS : Marche sur la pointe des pieds. — La serpentine. — L'escargot.

JEU D'IMITATION : La course à la mouche.

JEU RESPIRATOIRE : Souffler la soupe trop chaude.

Leçon proprement dite

MOUVEMENTS D'IMITATION : Le nageur (Mouvement des bras). — Le tailleur. — Le cycliste.

PREMIER JEU COLLECTIF : Petites courses avec arrêts en positions.

EXERCICES MIMÉS : Elévation verticale des bras tendus avec flexion et extension de la main en souplesse.

Élévation latérale de la jambe tendue avec flexion et extension du pied.

Assis, flexion du tronc à droite et à gauche.

Élévation arrière de la jambe tendue, bras verticaux.

DEUXIÈME JEU COLLECTIF : Les prisonniers.

Retour au calme

Sentir la fleur.
Souffler la soupe trop chaude.
Ronde lente, marche avec chants.

Dans le courant de la leçon, introduire des jeux et exercices respiratoires.

5ᵉ Leçon

Mise en train

ÉVOLUTIONS : Rassemblement en colonne par un. — Les cercles.

RONDE : *Dansons la capucine.*

JEU D'IMITATION : L'envolée des oiseaux.

EXERCICES RESPIRATOIRES : Respirer avec circumduction des épaules.

Leçon proprement dite

MOUVEMENTS D'IMITATION : Le rémouleur. — Le boxeur. — Le sonneur de cloches.

PREMIER JEU COLLECTIF : Le chat et la souris.

EXERCICES MIMÉS : Élévation des bras fléchis.
Élévation du genou fléchi et extension de la jambe dans tous les plans. Assis, rotation du tronc.
Élévation avant de la jambe tendue, bras horizontaux.

DEUXIÈME JEU COLLECTIF : Le loup et l'agneau.

Retour au calme

Le cocorico prolongé.
Boire de l'eau dans le creux de sa main.
Ronde lente; marche avec chants.

Dans le courant de la leçon, introduire des jeux et exercices respiratoires.

CHAPITRE IV

LEÇONS POUR ENFANTS DE 9 A 11 ANS

Ces leçons s'adressent aux garçons et aux filles. Elles doivent être quotidiennes et durer de 25 à 30 minutes. Ici nous ferons des leçons complètes ; au programme, nous aurons des mouvements éducatifs simples, des mouvements d'imitation, des petits jeux collectifs, des préparations aux applications. Nous aurons également une éducation respiratoire. Nous adopterons le régime suivant :

Mise en train

ÉVOLUTIONS. 2
ASSOUPLISSEMENTS :
    Bras 1
    Jambes. 1
    Tronc. 1
    Combiné ou dissymétrique. 1

Leçon proprement dite

1° MARCHER 1
2° GRIMPER, ESCALADER, ÉQUILIBRE. 1
3° SAUTER 1
4° LEVER ET PORTER 1
5° COURIR 1
6° LANCER 1
7° ATTAQUE ET DÉFENSE 1
JEUX COLLECTIFS 2

(Exercice éducatif ou d'imitation).

Retour au calme

MARCHE AVEC EXERCICES RESPIRA-
  TOIRES.
ÉVOLUTIONS. 2

ÉLÉMENTS PERMETTANT DE COMPOSER LES LEÇONS

Mise en train

ÉVOLUTIONS ET FORMATIONS SIMPLES : **Colonne par un, deux, trois ou quatre.**
A gauche, à droite.
Rompre et se rassembler.
Prendre les distances.
Marche normale à différentes cadences.
Marches chantées.

ASSOUPLISSEMENTS : **Bras**. — A ceux de 4 à 9 ans (Voir p. 12), ajouter les suivants :
Élever les bras latéralement, obliquement, en haut, avec flexion et extension de la main.
Élévation latérale et verticale des bras avec flexion et extension de la main.
Les mêmes en décrivant de petits cercles avec les bras.
Les mêmes combinés avec circumduction des poignets ou des bras.
Porter les épaules en avant, en arrière.
Flexion des avant-bras dans les différents plans.
Circumduction des épaules.
Circumduction des bras d'avant en arrière et d'arrière en avant.
Circumduction des bras croisés devant le corps.
Petite et grande circumduction avec flexion et extension des mains et des doigts.
Ces exercices s'exécutent de pied ferme ou en marchant.
Jambes. — Les mêmes que ceux de 4 à 9 ans (Voir p. 12); ajouter flexion et extension des membres inférieurs avec ou sans écartement des genoux.
Tronc. — Aux exercices de 4 à 9 ans (Voir p. 12), ajouter :
Fente fléchie en avant, obliquement et latéralement.
Mouvements combinés. — Fentes et flexions des jambes avec les divers mouvements de bras.
Mouvements dissymétriques. — Circumduction des poignets en sens opposé.
Le charcutier. — Mouvement horizontal d'une main et vertical de l'autre.
Circumduction des deux bras parallèles, devant le corps.
Tirer la sonnette d'une main et tourner la manivelle de l'autre.
Cercle des mains en sens opposé.

Leçon proprement dite

1° MARCHER

MOUVEMENTS ÉDUCATIFS : **Marche des gymnastes.**
— Les enfants étant en colonne par deux, se séparent en tournant à gauche et à droite; ils marchent ainsi en deux colonnes parallèles, et se rejoignent au commandement de l'instructeur.

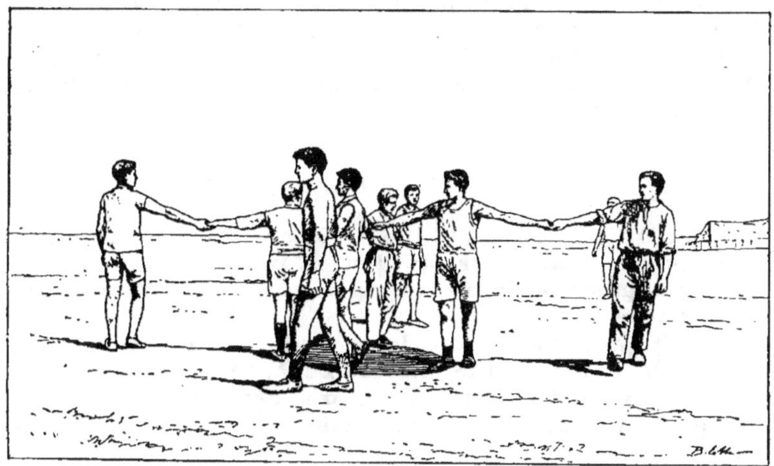

Fig. 3. — LES AILES DE MOULIN.

Cette marche peut encore se faire ainsi : Les enfants étant numérotés, les nombres pairs tournent à droite et les nombres impairs à gauche.
Marche sur la pointe des pieds.
Marche allongée avec grands balancements de bras.
Marche au pas de chasseurs. — Petits pas à allure vive.
Marche en avant, en arrière, de côté, en oblique.
Marche avec circumduction des épaules.
Marche en flexion du tronc.
Ces marches sont faites sans cadence.

MOUVEMENTS D'IMITATION : **La serpentine** (Voir *Eléments de 4 à 9 ans*, page 10).
L'escargot.
Les cercles.
L'étoile. — Les enfants sont numérotés par quatre et marchent en cercle; au commandement de l'instructeur, les numéros un

se dirigent vers le centre du cercle, suivis de leurs camarades. Arrivés au centre, ils font face à droite ou à gauche et marchent en formant ainsi une étoile.

Les ailes de moulin. — Comme ci-dessus, mais les enfants se tiennent par la main et forment une étoile à quatre branches (fig. 3).

Les canards. — Marche les jambes fléchies avec rotation du tronc.

Le quadrupède. — Marche à quatre pattes.

Le crabe. — Marche à quatre pattes mais de côté.

Le géant. — Marche en faisant de grandes enjambées.

L'homme-serpent. — Marche en rampant sur le ventre.

Les mille-pattes. — Les enfants étant en colonne par un, se tiennent par la ceinture et marchent, avançant ensemble, la jambe gauche puis la jambe droite.

2° GRIMPER, ESCALADER, ÉQUILIBRE

MOUVEMENTS ÉDUCATIFS : **Tenir en équilibre un bâton dans la main, sur place et en marchant.**

Élever le genou et le maintenir dans les deux mains, les doigts croisés.

Élever la jambe en avant, bras tendus en avant.

Élever la jambe tendue latéralement, bras latéraux.

Élever la jambe tendue en arrière, bras verticaux.

Élever la jambe tendue en arrière avec circumduction lente des bras.

SUSPENSION (aux barres suédoises) :

Barre à hauteur de ceinture, suspension inclinée, pieds au sol, bras allongés ou fléchis.

Étant en suspension inclinée, élever le genou et étendre la jambe.

Suspension inclinée ; élever la jambe tendue.

Mêmes suspensions et mêmes mouvements en diminuant la hauteur de la barre.

Sauter à la suspension allongée à une barre ou aux deux barres, redescendre et recommencer plusieurs fois.

Étant en suspension allongée, élévation du genou avec ou sans extension de la jambe.

Suspension allongée à une barre, translation latérale.

Suspension aux deux barres, progression en avant ou en arrière.

APPUI :

Appui au mur, flexion des bras.

Barre ou poutre à hauteur de ceinture, sauter à l'appui tendu (plusieurs fois).

Poutre à faible hauteur, progression à cheval, en avant, en arrière.

Se tenir en équilibre sur une jambe (gauche et droite).

S'asseoir sur la poutre, se mettre à cheval et debout.

Sur la poutre, marche debout, en avant, sur le côté, en arrière, se tenir debout sur une jambe, faire demi-tour.

MOUVEMENTS D'IMITATION : **Le boxeur.**

Le grimpeur.

Le nageur.

Le puits ou **le tireur d'eau.**

Les rameurs. — Les enfants se font face, s'asseoient à terre engageant leurs jambes et se donnant la main; tirant sur leurs bras, ils font alternativement la flexion et l'extension du tronc.

La roue. — Les enfants sont en cercle et se donnent la main, les numéros pairs se mettent en suspension inclinée, leurs pieds se touchant au centre. Au commandement de l'instructeur, les numéros impairs se mettent à tourner.

Le cycliste (sur le dos).

Le chat perché.

Le chat suspendu.

L'écureuil. — Les enfants étant grimpés à un arbre, ou tout autre objet, doivent monter de plus en plus haut à chaque coup de sifflet.

3° SAUTER

MOUVEMENTS ÉDUCATIFS : **Sautillements sur place, jambes tendues.**

Sautillements sur place avec écartement latéral des jambes.

Sautillements sur place avec écartement latéral des bras et des jambes en deux temps (Le pantin).

Sauts sur place avec élévation des genoux.

Sautillements en avant et en arrière.

Sautillements latéraux.

Sautillements successifs avec extension du tronc, les bras s'élevant verticalement.

Balancements des bras avec flexion coordonnée des jambes.

Même mouvement, impulsion donnée par circumduction des bras.

Flexion des jambes avec élévation des bras.

Sauts sans élan, hauteur et longueur.

Sauter en hauteur et longueur avec quelques pas d'élan.

JEUX COLLECTIFS : **Les coins sur un pied.**

Le cloche-pied.

Le saut à la corde.
Pigeon vole modifié avec sauts.
Le pas de géant (se fait à l'aide de la corde lisse).
Les jarcotons. — Les enfants sont accroupis, se tenant par la taille; l'instructeur donne la main au premier et toute la colonne progresse par petits sauts.
La poursuite à cloche-pied.
Le croquet-ballon. — Les enfants forment un cercle, les jambes écartées, les mains sur les genoux. L'instructeur étant au centre, cherche à faire passer le ballon entre les jambes des joueurs. Si l'un d'entre eux serre les jambes, il commet une faute; de même, s'il laisse passer le ballon. Une punition est infligée après un certain nombre de fautes.

4° LEVER ET PORTER

MOUVEMENTS ÉDUCATIFS : Station écartée, flexion et extension complète du tronc.
Même mouvement en élevant les bras latéralement.
Station écartée, flexion latérale du tronc.
Station écartée, bras tendus latéralement, porter la main le plus bas possible vers le mollet.
Fente avant, avec élévation des bras tendus dans le prolongement du tronc.
Rotation du tronc avec élévation latérale des bras.
Circumduction du tronc.

MOUVEMENTS D'IMITATION : Le boulanger.
Le scieur de long (Face à face).
Le faucheur (Sur place et en marchant).
Le scieur de pierre.
Les pompiers (Face à face).
Tourner la manivelle.
Les rameurs.
La vague. — Les enfants sont en ligne ou en colonne, et se donnent la main. D'un mouvement continu, ils se penchent à droite et à gauche avec flexion des jambes.
Le terrassier.
La bascule dorsale. — Les enfants sont assis dos à dos, les bras entrelacés; ils font alternativement une flexion et une extension du tronc.
La chaise à porteur. — Les enfants se tiennent par les poignets et un camarade vient s'asseoir sur leurs mains. Après une dizaine de pas, les rôles sont intervertis.
La cruche et les pots de beurre. — Les enfants sont en colonne par trois. Ceux de la première et de la troisième colonne mettent

leurs poings fermés sur la hanche, les élèves du milieu entrent leurs bras jusqu'aux aisselles dans les anses formées et, en pliant leurs jambes, se font porter par leurs camarades.

Porter un objet sur la tête. — (Plaquette de bois, balle ou ballon en équilibre).

5° COURIR

MOUVEMENTS ÉDUCATIFS : **Sautillements d'une jambe sur l'autre avec élévation du genou.**

Lancer la jambe en avant, latéralement, obliquement, en arrière.

Élévation rapide du genou près de l'épaule et extension de la jambe en avant.

Élévation rapide du genou.

Évolutions en courant en avant, en arrière, latéralement, avec élévation des genoux.

Courir, s'arrêter, repartir.

REMARQUE. — *Ces mouvements ne doivent pas être cadencés.*

JEUX COLLECTIFS : **La queue leu-leu.**

Les courses attelées.

La balle au pot. — Des pots sont creusés en terre et chaque joueur a le sien après tirage au sort. Le chasseur désigné vise d'une limite fixée, l'un des pots et a droit à trois essais. La balle placée, les joueurs s'enfuient, sauf le propriétaire du pot qui ramasse la balle et essaie, après avoir fait trois pas, d'atteindre l'un des joueurs. Le joueur atteint garde la balle et met une pierre dans son pot. Le joueur qui a un certain nombre de pierres (trois, par exemple) est fusillé : il se met contre le mur et ses camarades, d'une limite fixée, lui lancent la balle dans le dos.

Les petits paquets. — Les joueurs, en nombre pair, sont placés en deux cercles concentriques, par de petits paquets espacés de 2 ou 3 mètres. Deux joueurs restés en dehors du cercle, se poursuivent. Le poursuivi peut se placer à l'intérieur du cercle et le joueur qui se trouve alors à l'extérieur devient le poursuivi. Si celui-ci est pris, il devient le poursuivant.

La balle au chasseur. — Un des joueurs est désigné pour être le chasseur. Pour permettre à ses camarades de se disperser, il lance trois fois sa balle en l'air; il peut alors la lancer sur un des joueurs mais sans quitter sa place. Tout joueur atteint, devient chien du chasseur et peut, à son tour, recevoir la balle et la lancer sur ses camarades, en restant toutefois à sa place. Le jeu se fait donc par passe entre le chasseur et ses chiens. La partie se termine quand tous les joueurs sont devenus des chiens. Les joueurs non atteints peuvent, dans le cours de la partie, se saisir de la balle et en frapper le chasseur ou un chien; mais ils ne peuvent la prendre avec leurs mains, ils doivent la saisir entre leurs pieds, la faire sauter en sautant eux-mêmes et la recevoir dans leurs mains.

L'épervier. — Deux lignes de camp sont désignées à une distance de 30 à 40 mètres. Un joueur, le pêcheur, est au milieu et cherche à toucher un de ses camarades, quand ceux-ci, à son commandement de : « Au large », passent d'un camp dans l'autre. Les joueurs pris se donnent la main et forment une chaîne qui ne doit pas être rompue. Le pêcheur seul a le droit de prendre.

Les coins.

Course au cerceau.

Les gendarmes et les voleurs.

Le chat coupé. — Le chat désigne un des joueurs, lui donne trois pas d'avance puis se met à sa poursuite. S'il le prend, ce dernier le remplace. Si l'un des joueurs passe entre le chat et le poursuivi, le chat court après ce dernier abandonnant le poursuivi.

Pile ou face. — Les joueurs sont divisés en deux camps, le *camp pile* et le *camp face*. Chaque camp à son refuge (distance environ 20 à 30 mètres). Les joueurs sont placés sur deux rangs se tournant le dos et regardant chacun leur refuge. L'instructeur crie alors : « Pile » ou : « Face », à volonté. Les joueurs du camp désigné gagnent leur refuge, tandis que leurs adversaires se retournent et les poursuivent. Une pénalité est donnée à celui qui est atteint par son adversaire.

La navette. — C'est une sorte de course de relais. Les joueurs sont divisés en deux camps, chaque camp se fractionne en deux parties qui se placent à une distance variable (10 à 30 mètres), formant des colonnes ayant leur tête à la même hauteur. Au signal de l'instructeur, le premier de chaque groupe court le plus vite possible porter un objet au premier de la fraction de son camp qui lui fait face. Celui-ci rapporte l'objet et la navette s'établit. Le camp, qui le premier a épuisé tous ses joueurs, est gagnant.

Le chat malade. — Le chat poursuit les joueurs et celui qui a été pris, doit poser la main à l'endroit touché et poursuivre ses camarades en cette position.

6° LANCER

MOUVEMENTS ÉDUCATIFS : **Station demi-écartée, circumduction des bras alternativement, d'avant en arrière et d'arrière en avant.**

Station demi-écartée, circumduction des bras simultanément, d'arrière en avant et d'avant en arrière.

Station écartée, rotation du tronc, en élevant les bras latéralement.

Même exercice en combinant la flexion et la rotation du tronc.

Fente avant, mouvement des bras étendus dans un plan vertical et flexion du tronc.

Même exercice en rassemblant sur la jambe avant.

Fente avant, mouvement des bras étendus dans un plan horizontal et rotation du tronc.

Passer de la fente avant à la fente arrière en fléchissant alternativement sur la jambe avant puis sur la jambe arrière, bras étendus le long du corps.

Geste de lancer la balle, bras fléchi.

Geste de lancer la balle, bras étendu par en haut.

Geste de lancer la boule, par en bas.

Geste de lancer le poids, sans élan, avec changement de pieds. — Pour cela, se mettre en fente avant demi-fléchie, fléchir le bras opposé au pied avant et placer le dos de la main sur l'épaule, l'autre bras est étendu horizontalement, faisant balancier. Faire une rotation du tronc en arrière, en fléchissant le bras balancier puis faire une détente brusque de tout le corps, le bras fléchi revenant à la position horizontale, l'autre étant lancé verticalement. A ce moment, porter le pied avant en arrière et le pied arrière en avant (fig. 4).

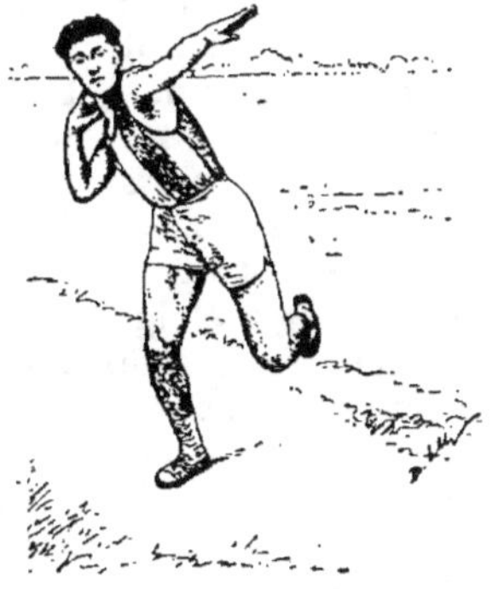

Fig. 4.
GESTE DU LANCER DE POIDS.

Geste de lancer le javelot. — Étant en fente avant, tendre en arrière le tronc et le bras opposé au pied avant. Faire une rotation du tronc et en même temps fléchir le bras arrière, puis le détendre, l'autre bras passant de la position horizontale, à la position arrière. Faire le changement de pied comme pour le poids.

Geste de lancer le disque. — Se mettre en fente avant demi-fléchie, bien en équilibre sur les deux jambes, lancer en arrière le bras opposé à la jambe avant, en faisant une rotation du tronc en arrière, l'autre bras allongé comme un balancier. Par une brusque détente du corps, faire le geste de lancer le disque, le bras arrière passant à la position verticale, l'autre ramené en arrière faisant balancier. Faire le changement de pied.

Remarque. — Ces mouvements doivent se faire des deux bras et à vide.

MOUVEMENTS D'IMITATION : **Le jongleur.**
Le moulin à vent (Circumduction des bras).

JEUX COLLECTIFS : **Le tir au pigeon.** — Lancer une casquette ou tout autre objet en l'air. Les enfants cherchent à l'atteindre en lançant des balles.

Courir, lancer une balle et la rattraper avant qu'elle ne touche le sol.

Passe-passe avec pierres légères ou ballons à deux mains.

Le va-et-vient. — Les enfants sont divisés en deux groupes égaux. Chacun de ces groupes est séparé en deux fractions égales qui se forment en colonne à une distance de 10 mètres environ. Au signal de l'instructeur, le premier de chaque groupe lance une balle à son partenaire et s'efface pour laisser le suivant rattraper la balle que lui jette son co-équipier.

La balle en posture. — Les joueurs sont placés en cercle ou sur deux lignes se faisant face à quelques pas d'intervalle. Un joueur appelle un de ses camarades et lui lance la balle; si celui-ci la manque, il doit rester dans la position du geste accompli pour recevoir la balle jusqu'à ce qu'il soit appelé de nouveau.

La balle au pot.

Le massacre. — Les joueurs sont disposés en deux camps, les uns représentent le jeu de massacre et les autres les lanceurs. Ceux-ci en possession de plusieurs balles se mettent à une certaine distance et essaient de toucher les adversaires.

La balle au terrain acquis. — Les enfants se forment en deux camps assez éloignés et se font face. Un joueur lance une balle dans la direction du camp adverse. Un joueur de ce camp ramasse la balle et, de l'endroit où elle est tombée, la renvoie dans la direction du premier camp. L'objectif est de toucher le camp adverse avec la balle. Pour y arriver, il faut gagner du terrain. On peut arrêter la balle avant qu'elle n'ait touché terre mais alors il faut la renvoyer en frappant seulement avec la paume de la main. Lorsque la balle a touché terre, on peut l'arrêter avec le pied pour l'empêcher de gagner du terrain.

Touche-ballon. — Les enfants étant en cercle, se passent un ballon. Un joueur placé au centre essaie de le toucher, soit dans les mains du possesseur, soit pendant son trajet en l'air ou à terre. S'il y réussit, le possesseur du ballon ou celui l'ayant tenu le dernier, remplace le joueur placé à l'intérieur.

Esquive-ballon. — Un certain nombre de joueurs se placent à l'intérieur du cercle formé par leurs camarades. Ceux-ci essaient de les toucher en lançant un ballon. Tout joueur touché sort du cercle.

Étude de la balle au mur. — Une ligne horizontale est tracée à 1 m. 50 du sol sur un mur uni et sans fenêtres. Les joueurs peuvent être au nombre de deux, quatre, six ou dix. A deux, l'un des joueurs sert la balle au-dessus de la limite; l'autre joueur l'attend et la renvoie contre le mur soit de volée, soit après un rebond. Le premier à son tour doit la reprendre de même et la renvoyer à son adversaire. Les fautes consistent à manquer la balle de volée ou, après le rebond, à renvoyer la balle hors des limites. Avec plus de deux joueurs, les limites du jeu sont augmentées, et les joueurs se répartissent dans tout le camp.

Étude du volley-ball (Voir *Règlement sportif*).

Pour les filles, les jeux de *grâces, volant, diabolo*.

7° ATTAQUE ET DÉFENSE

MOUVEMENTS ÉDUCATIFS ET D'IMITATION : **Imiter le boxeur.**

Lutte d'épaules (Répulsion).

Lutte de côté (Répulsion).

Lutte dos à dos.

Pousser par derrière un camarade qui résiste.

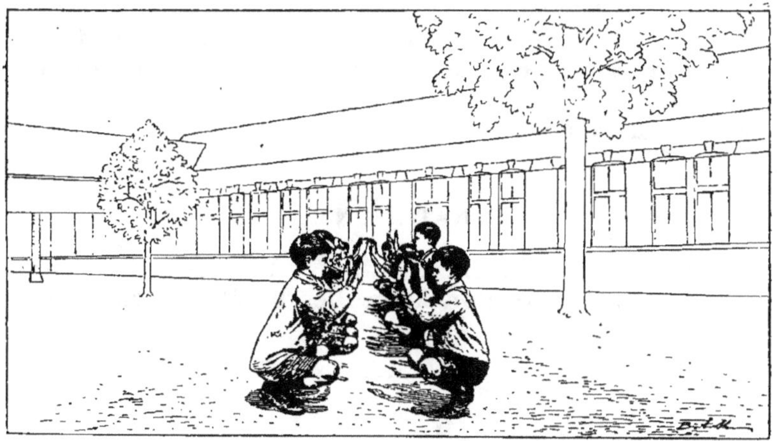

Fig. 5. — LE COMBAT DE COQS.

Boxe (La garde, étude des coups de poings directs).

Prise de poignets.

Prise au corps. — (L'un cherche à exécuter la prise et l'autre à la parer.)

Lutte de traction par les poignets.

JEUX COLLECTIFS : **On ne passe pas** (Face à face).

Les deux camps. — Les joueurs sont disposés de chaque côté d'une ligne; ils cherchent à s'attirer réciproquement dans leur camp.

Manchot est maître chez soi. — On trace sur le sol un cercle dont les dimensions sont en rapport avec le nombre des joueurs. Ceux-ci, placés à l'intérieur de ce cercle, cherchent en se poussant du dos, de l'épaule, ou du bras à se chasser de ce cercle. L'emploi des mains est interdit. L'instructeur devra veiller de près à ce jeu pour éviter tout incident fâcheux.

Le combat de coqs. — Les enfants placés sur deux rangs, se font face; ils s'accroupissent et, en se poussant mains contre mains, cherchent à se faire tomber (fig. 5).

Les chandelles empoisonnées. — Les enfants sont en cercle et se tiennent par la main. A l'intérieur du cercle sont placées quatre ou cinq quilles. Par des tractions, chaque joueur essaie de faire renverser une quille par un de ses camarades. Celui qui renverse une quille est éliminé. Le dernier est le vainqueur.

Le ballon libre à la main. — Veiller aux bousculades.

Retour au calme

Le retour au calme comporte une marche lente et les jeux et exercices respiratoires du groupe des enfants de 4 à 9 ans.

Marche avec chants.

NATATION

Il est bon de commencer à apprendre aux enfants les mouvements de natation à sec; les habituer également à ne pas avoir peur de l'eau.

EXEMPLES DE LEÇONS
POUR ENFANTS DE 9 A 11 ANS

1ʳᵉ Leçon

Mise en train

ÉVOLUTIONS : Rassemblement sur deux rangs. — Marche avec élévation des genoux. — La serpentine.

ASSOUPLISSEMENTS : **Bras.** — Élévation verticale des bras avec flexion et extension des mains en souplesse.

Jambes. — Élévation des jambes avec élévation horizontale des bras.

Tronc. — Station écartée, mains aux hanches, flexion et extension du tronc.

Exercice dissymétrique. — Le charcutier.

EXERCICE RESPIRATOIRE avec élévation des bras fléchis.

Leçon proprement dite

1º MARCHER : Marche allongée avec grands balancements de bras.

2º GRIMPER : Élévation du genou en le maintenant dans les deux mains doigts croisés.

PREMIER JEU COLLECTIF : Le chat et la souris.

3º SAUTER : Sautillements sur place, jambes tendues.

4º LEVER, PORTER : Le pompier (Face à face).

5º COURIR : Élévation rapide du genou.

6º LANCER : Le moulin à vent.

DEUXIÈME JEU COLLECTIF : La balle au terrain acquis.

7º ATTAQUE ET DÉFENSE : Sur deux rangs face à face : lutte d'épaules.

Retour au calme

Marche lente avec exercices respiratoires.
Marche normale.
S'arrêter. Rompre.

Dans le courant de la leçon, introduire des exercices respiratoires.

2ᵉ *Leçon*

Mise en train

ÉVOLUTIONS : Rassemblement sur deux rangs. — En marchant se mettre par 4, puis par 2, puis par 1. — Marche des gymnastes.

ASSOUPLISSEMENTS : **Bras.** — Circumduction des bras croisés devant le corps.

Jambes. — Élévation latérale de l'une et l'autre jambe.

Tronc. — Station écartée, bras latéraux, rotation du tronc.

Exercice dissymétrique. — Tirer la sonnette de la main gauche, tourner la manivelle de la main droite.

EXERCICE RESPIRATOIRE avec circumduction des épaules.

Leçon proprement dite

1º MARCHER : Marche sur la pointe des pieds.

2º GRIMPER : La roue.

PREMIER JEU COLLECTIF : L'épervier.

3º SAUTER : Sautillements latéraux.

4º LEVER ET PORTER : La chaise à porteurs.

5º COURIR : Courir, s'arrêter, repartir dans une direction quelconque.

6º LANCER : Circumduction des bras en aile de moulin.

DEUXIÈME JEU COLLECTIF : La balle au chasseur.

7º ATTAQUE ET DÉFENSE : Lutte d'opposition deux à deux par les bras.

Retour au calme

Marche lente avec exercices respiratoires.
Marche avec chants.
S'arrêter. Rompre.

Dans le courant de la leçon, introduire des exercices respiratoires.

3ᵉ Leçon

Mise en train

ÉVOLUTIONS : Sur deux rangs rassemblement.. — La serpentine. — L'escargot. — Prendre les distances.

ASSOUPLISSEMENTS : **Bras.** — Circumduction des bras d'avant en arrière et d'arrière en avant.

Jambes. — Élévation du genou, circumduction du pied.

Tronc. — Sur le dos, élévation d'une jambe avec flexion et extension du pied.

Mouvement combiné. — En marchant, mouvements des bras.

EXERCICE RESPIRATOIRE avec élévation des bras tendus.

Leçon proprement dite

1° MARCHER : Marche allongée avec grands balancements de bras.

2° GRIMPER : Suspension allongée, élévation et écartement des jambes tendues.

PREMIER JEU COLLECTIF : Pile ou face.

· 3° SAUTER : Sautillements sur place en fléchissant sur les jambes.

4° LEVER PORTER : Le scieur de long (Face à face).

5° COURIR : Sautillements d'une jambe sur l'autre avec élévation du genou.

6° LANCER : Le jongleur.

DEUXIÈME JEU COLLECTIF : Le tir au pigeon.

7° ATTAQUE ET DÉFENSE : Pousser par derrière un camarade qui résiste.

Retour au calme

Marche lente avec circumduction des épaules.
Marche sifflée.
S'arrêter. Rompre.

Dans le courant de la leçon, introduire des exercices respiratoires.

4ᵉ Leçon

Mise en train

ÉVOLUTIONS : Rassemblement sur deux rangs. — En marchant, formation par un, puis par deux, puis par quatre. — Les ailes de moulin. — Prendre ses distances.

ASSOUPLISSEMENTS : **Bras.** — Élévation horizontale, verticale, latérale et arrière des bras, sans arrêt.

Jambes. — Circumduction de la jambe tendue.

Tronc. — Flexion latérale du tronc.

Exercice dissymétrique. — Circumduction des mains en sens opposé.

EXERCICE RESPIRATOIRE avec élévation des bras le long du corps.

Leçon proprement dite

1º MARCHER : Marche avec élévation des genoux.
2º GRIMPER : Suspension inclinée, traction des bras.
PREMIER JEU COLLECTIF : Les petits paquets.
3º SAUTER : Saut en longueur avec trois pas d'élan.
4º LEVER PORTER : Le faucheur, en marchant.
5º COURIR : Sautillements d'une jambe sur l'autre avec élévation du genou.
6º LANCER : Le moulin à vent.
DEUXIÈME JEU COLLECTIF : La balle au pot.
7º ATTAQUE ET DÉFENSE : Étude de la boxe anglaise.

Retour au calme

Marche lente en respirant
Marche avec chants.
S'arrêter. Rompre.

Dans le courant de la leçon, introduire des exercices respiratoires.

5ᵉ Leçon

Mise en train

ÉVOLUTIONS : Rassemblement sur deux rangs. — Les cercles. — L'étoile.
ASSOUPLISSEMENTS : **Bras.** — Élévation latérale et verticale des bras avec flexion et extension de la main.
Jambes. — Flexion et extension des jambes, genoux écartés.
Tronc. — Fente fléchie avant, obliquement et latéralement.
Mouvement combiné. — Fente avant, élévation verticale des bras.
EXERCICE RESPIRATOIRE avec élévation des bras fléchis.

Leçon proprement dite

1º MARCHER : Marche au pas de chasseurs.
2º GRIMPER: Les rameurs.
PREMIER JEU COLLECTIF : Les jarcotons.

3º SAUTER : Sautillements sur place avec écartement latéral des jambes.

4º LEVER PORTER : La bascule dorsale.

5º COURIR : Lancer la jambe en avant, obliquement, latéralement et en arrière.

6º LANCER : Geste du lancement du poids.

DEUXIÈME JEU COLLECTIF : La balle au chasseur.

7º ATTAQUE ET DÉFENSE : Prise de poignets. Lutte de traction.

Retour au calme

Marche lente avec exercices respiratoires.
Marche avec chants.
S'arrêter. Rompre.

Dans le courant de la leçon, introduire des exercices respiratoires.

CHAPITRE V

LEÇONS POUR ENFANTS DE 11 A 13 ANS

Ici encore, les leçons s'adressent aux garçons et aux filles. Quatre ou cinq séances par semaine seront suffisantes, mais elles dureront de 30 à 45 minutes.

Nous commencerons à faire des applications simples et notre programme sera le suivant :

MOUVEMENTS ÉDUCATIFS à main libre.
MOUVEMENTS D'IMITATION.
PETITS JEUX COLLECTIFS.
APPLICATIONS ÉLÉMENTAIRES.

Le régime de la mise en train et du retour au calme sera le même que pour les enfants de 9 à 11 ans.

Pour la leçon proprement dite, nous aurons toujours des mouvements éducatifs et des mouvements d'imitation, mais nous y ajouterons des applications simples dans la proportion de *trois applications* pour *quatre éducatifs* ou imitation.

ÉLÉMENTS PERMETTANT DE COMPOSER LES LEÇONS

Mise en train

ÉVOLUTIONS : Ajouter à celles de 9 à 11 ans (Voir p. 24), les **demi-tours sur place et en marchant** et les **mouvements éducatifs ou d'imitation de la marche**.

ASSOUPLISSEMENTS : **Bras.** — Les mêmes que ceux de 9 à 11 ans (Voir p. 24).

Jambes. — Ajouter à ceux de 9 à 11 ans (Voir p. 24), les lancers de jambes en avant, obliquement, sur le côté et en arrière.

Tronc. — Ajouter : Sur le dos, élévation des jambes croisées. Sur le dos, élévation des jambes tendues, chaque pied décrivant un cercle.

Sur le dos, élévation des jambes tendues et écartement latéral.

Sur le dos, élévation des jambes réunies, les porter toujours réunies, à droite, puis à gauche.

Mouvements combinés. — Ajouter les fentes avant, arrière et latérales avec les divers mouvements de bras.

Mouvements dissymétriques. — Ajouter circumduction de bras tendus en sens opposé et les mouvements de bras fléchis et étendus avec un temps de retard.

Leçon proprement dite

1° MARCHER

MOUVEMENTS ÉDUCATIFS : Ajouter : **Marche sur les talons.**

Pour les filles, **étude des danses lentes.**

MOUVEMENTS D'IMITATION : **L'Ogre et le petit Poucet** (Voir p. 14).

Le phoque. — Les enfants se couchent sur le ventre, les mains derrière le dos, et se déplacent par des mouvements du tronc et des épaules.

APPLICATIONS :

Si possible, **promenades assez longues,** une demi-journée par semaine.

2° GRIMPER, ESCALADER, ÉQUILIBRE

MOUVEMENTS ÉDUCATIFS : Ajouter à ceux de 9 à 11 ans (Voir p. 26 et 27).

Suspension inclinée, traction des bras.

Suspension inclinée, écarter et rapprocher les mains.

Suspension fléchie, progression en avant, en arrière, aux deux barres et latéralement à une seule.

Mêmes progressions avec balancements du corps.

Suspension allongée, élévation alternative des genoux, puis élévation simultanée.

Suspension allongée, traction des bras.

Appui sur une barre à différentes hauteurs.

Même appui sur deux barres.

Appui avant à terre.

Franchir une barre avec appui d'un pied (gauche et droit).
Se croiser sur la poutre horizontale.
MOUVEMENTS D'IMITATION : **La brouette.**
La quille humaine. — L'un des enfants est désigné pour faire la quille. Les autres joueurs se disposent en cercle sur un rang, assis sur le sol, se touchant presque. La quille debout au centre du cercle, se raidit le plus possible et se laisse tomber sur les joueurs qui, les bras tendus cherchent à la repousser. Celui qui se laisse renverser ou ne peut repousser la quille, la remplace et le jeu continue dans les mêmes conditions.

APPLICATIONS : **Grimper à l'échelle oblique et descendre avec les pieds et les mains.**
Grimper à la corde inclinée, bras et jambes.
Progresser à la poutre par dessous, bras et jambes.
Grimper à la planche inclinée à 45 degrés, bras et jambes.
Grimper aux cordes jumelles (bras et jambes) et arriver à descendre avec la seule aide des bras.
Même exercice aux perches jumelles.
Passer 4 mètres de poutre plane de 20 à 25 centimètres de largeur à 2 mètres de hauteur.
Escalader un mur peu élevé et le franchir.

3° SAUTER

MOUVEMENTS ÉDUCATIFS : — Ajouter à ceux de 9 à 11 ans (Voir p. 27 et 28) :
Sauts sur place avec élévation rapide et alternative des jambes tendues.
Mêmes sauts précédés d'une petite course demi-circulaire.

JEUX COLLECTIFS : **Les pieds liés.** — Les enfants progressent par sautillements en conservant les pieds joints.
Le coupe-jarrets en cercle. — Les joueurs sont disposés en cercle, sur un rang et à quelques pas d'intervalle. L'instructeur placé au milieu du cercle, tient une corde de 2 à 4 mètres de long terminée par une balle ou tout autre objet; il fait tourner cette corde horizontalement à hauteur des jarrets des enfants et ceux-ci cherchent à l'éviter en sautant en hauteur (fig. 6).
Le coupe-jarrets en colonne. — Même que le précédent; mais les élèves sont en colonne par un. L'instructeur et un aide tiennent une corde par chacune de ses extrémités et courent le long de la colonne. Pour éviter la corde, chaque joueur doit faire un saut en hauteur.
Saute-mouton sur place (*Pour les garçons seulement*).
Le saute-borne. — Les enfants sont sur un rang à de petites

distances. Ils se mettent à genoux la tête contre terre. Le premier saute par-dessus le dos de chacun de ses camarades, sans s'arrêter et se place en borne au bout du rang.

Le combat de coqs (*Pour les garçons seulement*) (Voir p. 34).

Le kangourou. — Les enfants sont en colonne par un, les jambes écartées. Le premier lance le ballon entre les jambes de

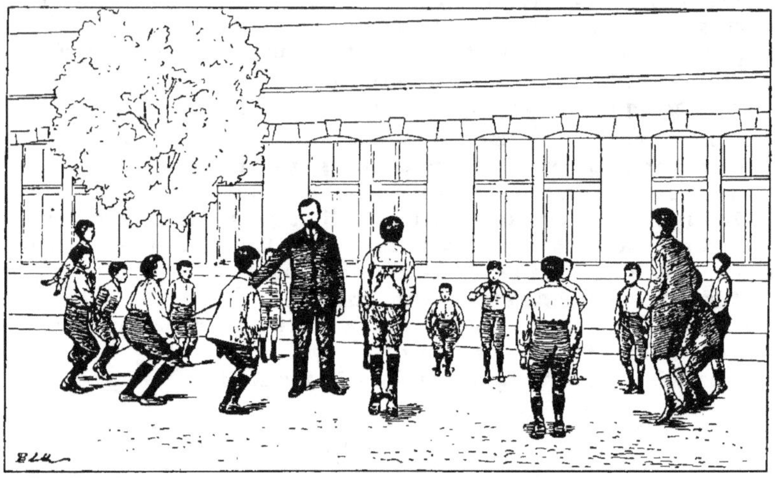

Fig. 6. — LE COUPE-JARRETS EN CERCLE.

façon à ce qu'il arrive au bout de la colonne. Le dernier joueur rejoint la tête par petits bonds, tenant le ballon serré entre ses genoux.

APPLICATIONS : **Saut en longueur avec et sans élan.**
Saut en hauteur avec et sans élan.
Saut en profondeur.
Saut avec appui des mains (A droite et à gauche).
Sauts combinés, hauteur et longueur.

4° LEVER ET PORTER

MOUVEMENTS ÉDUCATIFS. — Ajouter à ceux de 9 à 11 ans (Voir p. 28 et 29).

Flexion complète du tronc et extension du tronc avec circumduction des bras.

Fente avant, arrière, oblique, latérale avec mouvements complets des bras.

Assis, pieds fixés au sol, extension et flexion du tronc.

Le même avec bras latéraux, puis verticaux.

A cheval sur un banc, rotation du tronc avec ou sans mouvement des bras.

Le même avec bras verticaux, rotation du tronc avec abaissement des bras.

Porter un camarade sur les avant-bras, placés horizontalement.

MOUVEMENTS D'IMITATION : **La chaîne debout par extension du tronc** (Objets de 3 à 5 kg.).

La même en flexion du tronc.

La même en alternant la flexion et l'extension.

La chaîne latérale.

La chaîne en cercle.

La chèvre. — Les joueurs sont disposés comme pour le kan-

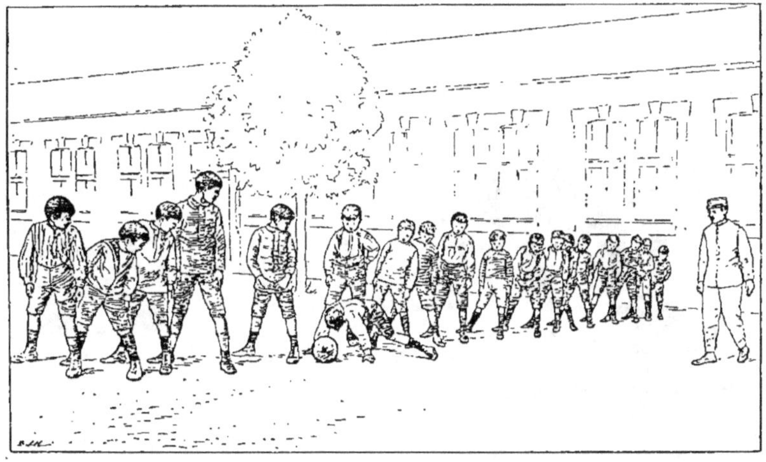

Fig. 7. — La chèvre.

gourou, mais au lieu de ramener le ballon entre les genoux, le dernier le pousse avec la tête tout en marchant à quatre pattes (fig. 7).

APPLICATIONS : **Lever de pierres, poids ou haltères à 2 mains (12 kg. au maximum) ou d'une main (6 à 8 kg. au maximum).**

Soulever un camarade couché à terre, en le prenant à deux mains par le cou.

Même exercice, placer debout le corps raidi.

Descendre doucement à deux un camarade debout et raidi en le soutenant sous les bras.

Transport d'un camarade en travers sur le dos, sur le cou ou sur les épaules.

Transport d'un camarade à cheval sur le dos.

REMARQUE. — *Il est à recommander de ne pas dépasser 10 mètres pour ces différents transports à allure lente et non cadencée.*

5° COURIR

MOUVEMENTS ÉDUCATIFS. — Ajouter à ceux de 9 à 11 ans (Voir p. 29 et 30) :

Étude de la foulée sur place.

Étude de la foulée en marchant.

Étude de la foulée en courant.

Étude du départ de course de vitesse. Ce départ comporte :
1° *Se placer;* 2° *Se préparer;* 3° *Partir.*

1° **Se placer.** — Venir près de la ligne de départ. Placer le

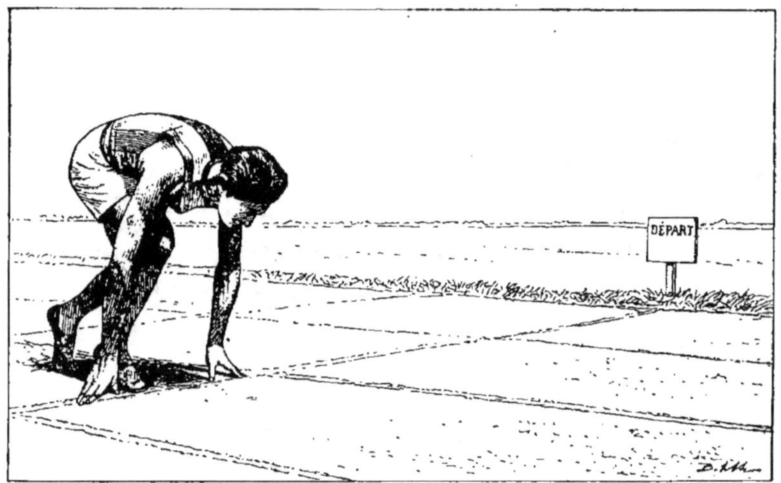

Fig. 8. — LE DÉPART DE LA COURSE DE VITESSE.

pied d'appel à quelques centimètres de cette ligne et le pied arrière de telle sorte que le bord interne des pieds soit sur la même ligne. Creuser alors des trous permettant de prendre un point d'appui fixe. Ces trous auront leur bord antérieur en pente douce tandis que le bord postérieur sera à pic. Au commandement de : « A vos marques », le coureur s'accroupit, les pieds dans les trous, le genou arrière reposant sur le sol, la jambe antérieure étant fléchie sur la poitrine; les mains sur la ligne de départ, les pouces écartés à l'intérieur.

2° **Se préparer.** — Au commandement de : « Prêt », soulever le buste, la tête redressée dans une inclinaison permettant de fixer naturellement un point situé à une dizaine de mètres en avant, le genou arrière quittant le sol. Le coureur est ainsi maintenu en équilibre par ses bras tendus (fig. 8).

3° **Partir.** — Au commandement du départ, tomber en avant en faisant une grande inspiration. Détendre les jambes, porter le plus vite possible la jambe arrière en avant et lancer en avant le bras tendu opposé à cette jambe, l'autre bras étant rejeté en arrière.

Étude de l'arrêt de course. — Rejeter le corps en arrière, les

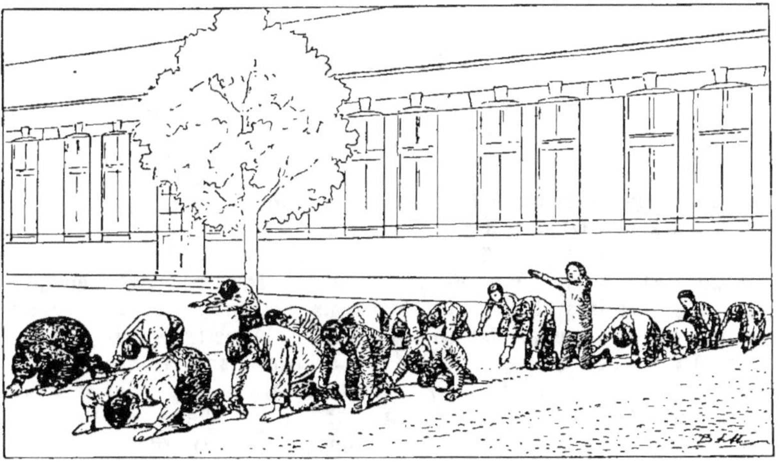

Fig. 9. — LA PRIÈRE DES HINDOUS.

bras en abduction latérale. Ne pas s'arrêter brusquement, continuer à courir et s'arrêter progressivement.

REMARQUE. — *Dans ces exercices, ne pas chercher l'effet d'ensemble et ne pas cadencer.*

JEUX : **Frapper Guillaume.** — Les joueurs sont en cercle sur un rang, la main ouverte derrière le dos. Un d'entre eux ayant à la main un mouchoir roulé, court autour du cercle et dépose son mouchoir dans la main de l'un de ses camarades. Celui-ci a le droit de frapper son voisin de droite ou de gauche (d'après convention) qui se sauve en courant autour du cercle pour revenir à sa place. Le nouveau possesseur du mouchoir le place à son tour dans la main de l'un de ses camarades.

La tortue (*Pour les garçons seulement*). — Les joueurs sont placés en cercle sur un rang assis sur le sol. L'un d'entre eux court à l'intérieur de ce cercle et cherche à prendre ses camarades. Ceux-ci à son approche se couchent sur le dos, les jambes en l'air. Le joueur touché par le coureur, avant d'avoir eu le temps de se placer, devient coureur à son tour après avoir subi une pénalité convenue.

La prière des Hindous (*Pour les garçons seulement*). — Comme la tortue, mais au lieu de se mettre sur le dos, les joueurs se mettent en équilibre sur les avant-bras (fig. 9).

Pour les filles, **étude des danses rythmées.**

APPLICATIONS : **Petites courses de vitesse** (40 mètres, au maximum).

Parcours en foulées (de 1 à 3 minutes).

6° LANCER

MOUVEMENTS ÉDUCATIFS : Les mêmes que ceux pour enfants de 9 à 11 ans (Voir p. 30 et 31).

JEUX :

La balle au mur (Étudiée précédemment).

La balle au chasseur.

Le touche-ballon (Avec médecine ball de 2 kg.).

La balle cavalière. — Les joueurs sont partagés en deux camps, cavaliers et chevaux, et se placent en cercle. Les cavaliers montent leur cheval et l'un des cavaliers lance trois fois une balle en l'air et la rattrape, puis l'envoie à l'un de ses camarades qui la rejette et ainsi de suite. Si la balle tombe à terre, les cavaliers descendent de cheval et s'enfuient; un des chevaux ramasse la balle et la lance sur un des cavaliers sans sortir du cercle. Si le cavalier est atteint, les rôles sont intervertis. Dans le cas contraire, la partie continue.

La paume à main nue.
Le spiroball.
Le ballon libre. } (Voir *Règlements sportifs*).
Le tennis.
Le football.

APPLICATIONS : **Lancer de balles, hauteur et longueur.**
Lancer de balles sur but fixe.
Lancer de balles sur but mobile.
Lancer du ballon à l'aide du pied, des mains, du poing, de la tête, et en hauteur, en longueur, et sur but fixe, ou mobile.

REMARQUE. — *Les enfants doivent s'exercer à lancer aussi bien de la main gauche que de la main droite.*

7° ATTAQUE ET DÉFENSE

MOUVEMENTS ÉDUCATIFS : **En se tenant par la main chercher à se déplacer.**

Lutte d'opposition deux à deux par les bras.

Assis, opposition à l'écartement et au rapprochement des jambes.

Assis, face à face, résistance à l'écartement et au rapprochement des bras tendus.

Etude plus précise des éléments de boxe française et anglaise (Voir *Règlements sportifs*).

Pas d'application en dehors des mouvements ci-dessus.

Exercices d'ordre et de retour au calme

**Marche lente avec divers mouvements respiratoires.
Marche avec chants.**

REMARQUE. — *Il est à recommander de faire suivre ces leçons par une courte douche.*

EXEMPLES DE LEÇONS
POUR ENFANTS DE 11 A 13 ANS

1re Leçon

1re *Leçon*

Mise en train

ÉVOLUTIONS : Rassemblement. — A droite. — Marche à cadence vive. — Prendre les distances.

ASSOUPLISSEMENTS : **Bras.** — Flexion des avant-bras dans les différents plans.

Jambes. — Mains aux hanches, élévation arrière et flexion de la jambe.

Tronc. — Station écartée, mains aux hanches : flexion latérale du tronc.

Exercice dissymétrique. — Élévation horizontale, verticale, latérale des bras avec un temps de retard.

EXERCICE RESPIRATOIRE avec circumduction des épaules,

Leçon proprement dite

1º MARCHER : Marche allongée avec grands balancements des bras.

2º GRIMPER : Suspension inclinée : Flexion des bras avec élévation de la jambe tendue.

PREMIER JEU COLLECTIF : Le chat et la souris.

3º SAUTER : Saut en hauteur avec élan.

4º LEVER ET PORTER : Station écartée mains aux hanches : flexion et extension du tronc.

5º COURIR : Course en foulées (200 mètres).

6º LANCER : Circumduction des bras simultanément d'avant en arrière.

DEUXIÈME JEU COLLECTIF : Saute borne à la poursuite.

7º ATTAQUE ET DÉFENSE : Lutte de répulsion par les épaules.

Retour au calme

Exercices respiratoires.
Marche avec chants.
Exercices d'ordre et de retour au calme, à gauche, demi-tour en marchant et de pied ferme.

Faire respirer, dans le courant de la leçon, dès l'apparition de l'essoufflement chez les enfants.

2ᵉ Leçon

Mise en train

ÉVOLUTIONS : Rassemblement par deux, par quatre. — Pas cadencé. — A droite et à gauche. — Les ailes de moulin.

ASSOUPLISSEMENTS : **Bras.** — Balancement des bras d'avant en arrière avec flexion et extension de la main.

Jambes. — Mains aux hanches : flexion des jambes et extension latérale de l'une.

Tronc. — Assis, jambes écartées, flexion et extension du tronc.

Mouvement combiné. — Fente fléchie latérale, flexion du tronc avec circumduction des bras.

EXERCICE RESPIRATOIRE avec élévation des bras le long du corps.

Leçon proprement dite

1º MARCHER : Marche en flexion du tronc.

2º GRIMPER : Appui avant, élévation de l'une et l'autre jambe.

PREMIER JEU COLLECTIF : La quille humaine.

3º SAUTER : Saut en profondeur.

4º LEVER ET PORTER : Station écartée bras verticaux, circumduction du tronc.

5º COURIR : Parcours en foulées (2 minutes environ).

6º LANCER : Étude du lancement du disque.

DEUXIÈME JEU COLLECTIF : La tortue.

7º ATTAQUE ET DÉFENSE : En se tenant, essayer de se déplacer.

Retour au calme

Marche lente.
Marche avec chants.
Demi-tour en marchant.
S'arrêter et rompre.

Dans le courant de la leçon, introduire des exercices respiratoires dès l'apparition de l'essoufflement chez les enfants.

3ᵉ Leçon

Mise en train

ÉVOLUTIONS : Rassemblement en ligne sur deux rangs. — Marche en étoile. — Marche avec chants.

ASSOUPLISSEMENTS : **Bras.** — Circumduction des bras croisés devant le corps.

Jambes. — Flexion des membres inférieurs, genoux écartés.

Tronc. — Sur le dos, élévation d'une jambe puis de l'autre.

Mouvement combiné. — Élévation horizontale, verticale des bras en marchant.

EXERCICES RESPIRATOIRES : Marche lente avec circumduction des épaules.

Leçon proprement dite

1º MARCHER : Marche sur les talons.

2º GRIMPER : Grimper à la corde lisse.

PREMIER JEU COLLECTIF : Chat coupé.

3º SAUTER : Sautillements sur place, jambes tendues.

4º LEVER ET PORTER. — Porter un camarade à cheval sur les épaules.

5º COURIR : Courir, s'arrêter, repartir.

6º LANCER : Lancer de pierres, bras fléchis (gauche et droit).

DEUXIÈME JEU COLLECTIF : Le coupe-jarrets en cercle.

7º ATTAQUE ET DÉFENSE. — Assis, opposition à l'écartement et au rapprochement des jambes.

Retour au calme

Exercices respiratoires.
Marche sifflée.
Demi-tour en marchant, de pied ferme.
S'arrêter; rompre.

Dans le courant de la leçon, introduire des mouvements respiratoires dès l'apparition de l'essoufflement chez les enfants.

4e Leçon

Mise en train

ÉVOLUTIONS : Rassemblement par deux. — Marche des gymnastes. — Marche sur la pointe des pieds, bras fléchis verticaux.

ASSOUPLISSEMENTS : **Bras.** — Flexion des bras dans un plan horizontal.

Jambes. — Élévation de la jambe tendue dans les différents plans verticaux.

Tronc. — Circumduction du tronc.

Exercice dissymétrique. — Circumduction des bras tendus en sens opposé.

EXERCICE RESPIRATOIRE avec élévation des bras fléchis.

Leçon proprement dite

1° MARCHER : Marche avec élévation des genoux.

2° GRIMPER : Progresser à la poutre par-dessous.

PREMIER JEU COLLECTIF : Frapper Guillaume.

3° SAUTER : Sauts sur place avec écartement latéral des bras et des jambes, en 2 temps.

4° LEVER ET PORTER : Passe-passe avec pierres (3 à 5 kg.).

5° COURIR : Étude de la foulée sur place.

6° LANCER : Lancement du poids de 5 kg.

DEUXIÈME JEU COLLECTIF : L'épervier.

7° ATTAQUE ET DÉFENSE : Pousser par derrière un camarade qui résiste.

Retour au calme

Exercices respiratoires.
Marche avec chants.
A droite, à gauche.
S'arrêter, rompre.

Faire respirer, dans le courant de la leçon, dès que l'essoufflement apparaîtra chez les enfants.

5ᵉ Leçon

Mise en train

ÉVOLUTIONS : Rassemblement en colonne par trois. — Marche à allure vive. — Colonne par un; l'escargot. — Prendre les distances.

ASSOUPLISSEMENTS : **Bras.** — Élévation verticale des bras dans les différents plans avec flexion et extension de la main.

Jambes. — Lancer la jambe en avant, obliquement, latéralement et en arrière.

Tronc. — Sur le dos, élévation de la jambe tendue, chaque pied décrivant un cercle.

Mouvement combiné. — Rotation du tronc avec écartement latéral des bras.

EXERCICE RESPIRATOIRE avec circumduction des épaules.

Leçon proprement dite

1° MARCHER : Marche en flexion du tronc.

2° GRIMPER : Suspension inclinée, écarter et rapprocher les mains.

PREMIER JEU COLLECTIF : Le chat malade.

3° SAUTER : Saut combiné, hauteur et longueur.

4° LEVER ET PORTER : Station écartée, bras tendus latéralement, porter la main le plus bas possible le long du mollet.

5° COURIR : Course de vitesse (50 mètres).

6° LANCER : Geste de lancer le javelot.

DEUXIÈME JEU COLLECTIF. Le combat de coqs.

7° ATTAQUE ET DÉFENSE : Assis face à face, résistance à l'écartement et au rapprochement des bras tendus.

Retour au calme

Exercices respiratoires.
Marche corrective et cadencée, avec chants.
S'arrêter, rompre.

Faire respirer, dans le courant de la leçon, dès que l'essoufflement apparaîtra chez les enfants.

CERTIFICAT ÉLÉMENTAIRE D'ÉDUCATION PHYSIQUE

Ce certificat se passe à l'âge de treize ans. Il comporte sept épreuves, à savoir :

1° Une course de 50 mètres, effectuée individuellement en 9 secondes ou moins.

2° Un saut en hauteur avec élan de 0 m. 90 (trois essais).

3° Un saut en longueur avec élan de 3 m. 25 (trois essais).

4° Porter un poids de 5 kg. (poids de commerce), en équilibre sur la tête nue en suivant une ligne droite de 10 mètres, faire demi-tour et revenir au point de départ sans toucher le poids ni le faire tomber (L'usage du mouchoir pour adoucir le contact du poids avec la tête est seul autorisé).

5° Grimper 4 mètres (Hauteur comptant depuis la ligne des épaules), aux cordes jumelles avec l'aide des bras et des pieds et descendre sans les pieds.

6°. Atteindre une cible de 1 mètre carré en lançant 6 balles de chaque main et à 10 mètres de la cible.

7° Se tenir en équilibre sur une poutre placée à 1 mètre du sol, d'abord sur la jambe gauche puis sur la jambe droite. Chacun de ces exercices durant au moins 5 secondes.

Les enfants ayant réussi dans toutes ces épreuves sont en mesure d'aborder le cycle secondaire.

NATATION

Les enfants peuvent aller maintenant à la rivière ou à la piscine. L'instructeur veillera tout d'abord à leur donner confiance dans l'eau en les habituant, par exemple, à plonger la tête sous l'eau, à chercher un objet brillant jeté au fond.

Les séances de natation auront lieu le plus souvent possible, cet exercice étant considéré comme un sport complet.

ÉDUCATION SENSORIELLE

Au cours des promenades scolaires, il sera bon d'exercer les sens des enfants. On habituera ceux-ci à observer, à décrire des objets lointains, à relever une piste de gibier, à apprécier des distances, — à surprendre de légers bruits et à en reconnaître la provenance, à se guider sur un son, — à reconnaître des objets au toucher, etc...

Dans les leçons, un des jeux collectifs pourra être remplacé par un jeu de vue, d'écoute ou de toucher.

Par exemple, un certain nombre d'objets étant placés sous un mouchoir, les enfants sont appelés par groupes de 2 ou 3. Le mouchoir est rapidement soulevé. Individuellement, les élèves sont interrogés sur le nombre et la nature des objets cachés.

Le jeu de Colin-Maillard est un jeu de toucher. On le transforme en jeu d'écoute en faisant frapper dans les mains pour guider l'aveugle. Deux enfants seulement seront en présence au milieu d'un cercle formé par les autres joueurs.

Les instructeurs n'auront d'ailleurs qu'à donner une large part aux exercices sensoriels préconisés par la méthode Montessori.

CHAPITRE VI

ÉDUCATION PHYSIQUE DU CYCLE SECONDAIRE

Ce cycle s'adresse aux jeunes gens et aux jeunes filles, mais en classes séparées. Dans un chapitre spécial sur l'Éducation physique féminine (Voir p. 87), nous verrons de plus près les leçons s'adressant particulièrement aux jeunes filles.

Pour les jeunes gens, nous distinguerons deux degrés : le premier s'adressant aux jeunes garçons de 13 à 16 ans et le second à ceux de 16 à 18 ans.

Voici la comparaison du programme de chaque degré de ce cycle :

PREMIER DEGRÉ	SECOND DEGRÉ
Exercices dissymétriques.	Exercices dissymétriques.
Exercices éducatifs.	Applications.
Applications simples.	Petits jeux collectifs.
Petits jeux collectifs.	Exercices respiratoires.
Exercices respiratoires.	Grands jeux.
Grands jeux.	Étude des sports.

RÉGIME	RÉGIME
Un éducatif ou une application par famille d'exercices dans la proportion de trois éducatifs et de quatre applications.	Une application par famille d'exercices et deux petits jeux collectifs dans le courant de la leçon.
Deux petits jeux collectifs dans le courant de la leçon.	

ÉLÉMENTS PERMETTANT DE COMPOSER LES LEÇONS

Mise en train

Ici encore, nous aurons deux évolutions, un assouplissement pour les bras, jambes et tronc et un mouvement combiné ou un dissymétrique.

ÉVOLUTIONS : Comme pour les enfants de 11 à 13 ans (Voir p. 24). Ajouter :

Marche avec battements de pieds tous les 3 ou 4 pas.
Marche avec changement de pas.
Marche avec demi-tour avec un temps d'arrêt pour repartir.

ASSOUPLISSEMENTS : **Bras.** — Ajouter à ceux de 11 à 13 ans (Voir p. 24) :

Élévation latérale des bras et flexion des avant-bras dans un plan horizontal.

Le même, avec flexion des avant-bras dans un plan vertical.

Circumduction des bras parallèles devant le corps.

Le même, bras croisés.

Circumduction des bras fléchis, mains passant devant le corps, puis à toutes les hauteurs.

Exercices d'opposition deux à deux par les bras.

REMARQUE. — *Ces exercices peuvent se faire avec massues ou haltères légers de 1 à 3 kg.*

Jambes. — Élévation arrière et flexion de la jambe.

Élévation avant et écartement du genou, avec flexion et extension du pied.

Circumduction de la jambe tendue.

Station écartée, flexion alternative des jambes.

Élévation sur la pointe des pieds, flexion et extension des jambes genoux écartés.

Les mêmes avec genoux joints.

Flexion des jambes, extension latérale de l'une et l'autre jambe.

Tronc. — Sur le dos, élévation d'une jambe avec flexion et extension du pied.

Sur le dos, élévation alternative des jambes avec flexion et extension du pied.

Sur le dos, élévation des genoux, extension des jambes avec flexion et extension du pied.

Assis, jambes écartées, rotation, flexion et extension du tronc.

Circumduction du tronc.

Circumduction du tronc, fente demi-fléchie.

Mouvements dissymétriques. — Simultanément, élévation horizontale d'un bras et latérale de l'autre.

Circumduction des bras en sens opposé.

Mouvements de bras avec un temps de retard.

Les mouvements précédents en marchant, avec flexion des jambes, — avec élévation des genoux, — avec élévation de la jambe.

Mouvements combinés. — Mouvements de bras en marchant.

Mouvements de bras avec flexion des membres inférieurs.

Mouvements de bras avec élévation des genoux, — avec élévation de la jambe, — avec fente fléchie, — avec flexion et extension du tronc, — avec rotation du tronc, — avec circumduction du tronc.

EXERCICES RESPIRATOIRES : Respiration avec circumduction des épaules, — avec élévation des bras fléchis, — avec élévation des bras tendus, — avec flexion et extension du tronc.

Leçon proprement dite

1° MARCHER

EXERCICES ÉDUCATIFS : Ajouter à ceux de 11 à 13 ans (Voir p. 42) :

Marche allongée, tronc incliné dans le prolongement de la jambe arrière, avec balancement de bras.

Marche allongée, tronc fléchi, avec balancement de bras.

Marche en extension.

APPLICATIONS : **Marche allongée rapide.**

Marche en flexion du tronc.

Marche à quatre pattes.

Marche avec flexion des jambes.

Marche en descendant.

Marche en terrain varié.

2° GRIMPER, ESCALADER, ÉQUILIBRE

EXERCICES ÉDUCATIFS : Ajouter :

Suspension allongée à une ou deux barres, élévation de la jambe tendue.

Suspension allongée à une ou deux barres, élévation des genoux fléchis.

Suspension à une ou deux barres, élévation latérale des jambes.

Suspension à une ou deux barres, élévation du genou, extension de la jambe.

Mêmes mouvements avec traction des bras.

Suspension allongée, circumduction des jambes tendues.

Suspension allongée, élévation et écartement des jambes.

Mêmes mouvements avec traction des bras.

Appui sur une barre, flexion et extension des bras.

Appui avant sur le sol, flexion et extension des bras.

Appui sur les deux barres, se mettre à cheval.

Appui sur les deux barres, progresser en se mettant à cheval.

Appui sur les deux barres, progresser en avant, en arrière en déplaçant alternativement ou simultanément les mains.

Appui sur deux barres, flexion et extension des bras.

Les barres étant dans le même plan vertical, passer entre elles en s'aidant des deux barres.

Procéder comme suit :

Prendre appui d'une main sur la barre inférieure, tirer de l'autre main sur la barre supérieure et passer entre les barres, soit en avant, soit en arrière.

Même mouvement, en s'aidant seulement de la barre supérieure.

Les barres étant dans le même plan vertical, franchir la barre supérieure.

Pour cela, étant en suspension à la barre supérieure, prendre un appel sur la barre inférieure, se mettre à l'appui tendu, sur la barre supérieure, tourner autour de cette barre, de façon à atteindre de la main la barre inférieure. Lancer les jambes en l'air et retomber sur la pointe des pieds.

Étant à l'appui tendu, franchir la barre en posant un pied sur la barre.

Étant à l'appui tendu, franchir la barre en passant à droite, à gauche, entre les bras à l'écart.

(Ces exercices utilisent les agrès : Barres suédoises, barres parallèles, barre fixe, cheval d'arçon, etc.).

APPLICATIONS : Étant en suspension allongée, translation latérale, bras tendus, avec balancements.

Même mouvement, bras fléchis.

Étant en suspension allongée à deux barres, progression en avant, en arrière, avec balancements.

Même mouvement, bras fléchis.

Grimper aux échelles obliques, droites, avec et sans les pieds, descendre sans les pieds.

Grimper à une ou deux perches avec les mains et les pieds.

Grimper à une ou deux cordes avec les mains et les pieds.

Descendre sans les pieds.

Se rétablir à la barre fixe, sur une jambe, par renversement, sur les avant-bras et alternativement.

Grimper à une ou deux cordes sans les pieds.

Grimper à la corde inclinée, bras et jambes.

Grimper au mât.

Grimper à la corde sans les pieds.

Grimper au mur et sans aide.

Escalade du mur à l'aide d'une corde.

Escalade du mur à l'aide d'une perche.

Escalade de barrières, palanques, murs avec et sans aide.

3° SAUTER

EXERCICES ÉDUCATIFS : Comme pour le cycle élémentaire (Voir p. 43).

Sautillements avec une jambe en avant et l'autre en arrière.

Sauts sur place avec élévation des genoux.

Sauts avec élévation alternative des jambes tendues.

Sauts sur place et chute à droite et à gauche, en arrière.

Saut en hauteur, en longueur, avec deux ou trois pas d'élan (Étude du style).

Saut en hauteur, en longueur avec élan, pied d'appel imposé.

Sauts successifs en longueur, en hauteur.

Sauts successifs sur un pied et en changeant de pied.

APPLICATIONS : Saut en hauteur avec élan, de face, de côté.

Saut en hauteur sans élan, de face, de côté.

Saut en longueur avec élan.

Saut en longueur sans élan.

Saut combiné, longueur et hauteur.

Saut en profondeur du haut d'un mur.

Saut en profondeur, étant en suspension (mur, corde, poutre).

Saut combiné, longueur et profondeur.

Saut de bas en haut.

Saut de côté avec l'appui d'une main.

Saut avec appui des mains, à droite, à gauche, entre les bras, à l'écart, en utilisant les divers agrès.

Saut de barrières, de haies.

Saut à la perche, en profondeur, en hauteur, en longueur.

4° LEVER ET PORTER

EXERCICES ÉDUCATIFS : Ajouter à ceux de 11 à 13 ans (Voir p. 44 à 46).

Geste de l'épaulé, du jeté, à une ou deux mains. — Faire une grande inspiration, placer les pieds sous la barre, équilibrer la barre à sphères, la prendre à deux mains et la lever d'un seul coup à hauteur des épaules en glissant le corps en dessous du poids par un échappement en arrière d'une jambe et une flexion de l'autre ; faire l'expiration et redresser le corps en gardant la barre à hauteur des épaules. Faire le jeté en débutant par une profonde inspiration, fléchir de nouveau avec échappement de la jambe en arrière en levant les bras verticalement le plus près possible du corps ; toujours regarder la barre pour éviter des accidents, se redresser et rassembler les jambes (fig. 10).

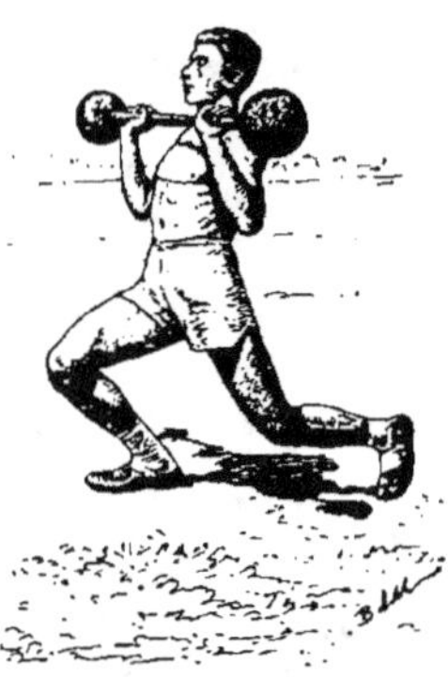

Fig. 10. — L'ÉPAULÉ.

A une main, procéder de même.

Geste de l'arraché. — Faire une inspiration profonde après avoir bien équilibré sa barre, la prendre à deux mains et la lever d'un seul coup verticalement en s'aidant comme pour le jeté, d'un échappement de la jambe. Se fait à une ou deux mains.

Geste de l'épaule et du développé. — La barre étant épaulée, la lever à la force des bras, les jambes restant tendues.

Geste de la volée simple ou piquée, à une main. — Se fait avec un haltère ; le prendre à pleine main, fléchir le corps en avant, porter l'haltère en arrière pour se servir de son balancement, le lever d'un seul coup, verticalement, en échappant une jambe, le corps rejeté en arrière, le bras levé tendu.

Pour la **volée piquée**, poser l'haltère sur le sol, en le portant en arrière.

Tous ces mouvements seront d'abord étudiés à vide.

Passe-passe avec ballon.

Passe-passe en colonne, entre les jambes, par-dessus la tête, de côté.

Passe-passe sur une échelle.

Porter sur les épaules un camarade à l'appui tendu.

Porter sur les bras élevés latéralement un camarade à l'appui tendu.

Porter sur les avant-bras placés horizontalement un camarade à l'appui tendu.

Soulever un camarade raidi, couché à terre en le prenant sous les bras.

Placer debout un camarade raidi, couché à terre, en le prenant sous les bras.

Soulever un camarade raidi, couché à terre en le prenant sous la nuque.

APPLICATIONS : Lever de pierres, de poids, d'haltères, à deux mains, à une main, sans dépasser le poids de 30 kg.

Charger un sac sur les bras, sous un bras, sur l'épaule, sur la nuque, sur la tête.

Porter un camarade à cheval sur le dos, sur les épaules.

Soulever un camarade en plaçant la tête entre ses jambes.

Porter un camarade sur les bras, sous un bras, sur l'épaule, sur la nuque.

Porter un camarade à deux.

5° COURIR

EXERCICES ÉDUCATIFS : Ajouter aux exercices de 11 à 13 ans (Voir p. 46 à 48).

Sautillements d'une jambe sur l'autre, en avant, en arrière.

Balancements avant, arrière, oblique, latéral de la jambe.

Sautillements d'une jambe sur l'autre avec élévation du genou et balancement normal des bras pendant la course.

Étude de la foulée avec deux ou trois bonds.

Passage du témoin dans la course de relais.

APPLICATIONS : Course de 50, 60, 100, 200 mètres.

Course en foulées.

Course par bonds.

Course avec crochets.

Course en flexion du tronc.

Course en montant, en descendant.

Course en terrain varié.

Course de relais en terrain varié.

Course avec fardeau.

6° LANCER

EXERCICES ÉDUCATIFS : Ajouter aux exercices de 11 à 13 ans (Voir p. 48) les gestes de lancer du poids, du disque, du javelot avec élan.

Pour le lancer du poids, l'élan se prend dans un cercle de 2 m. 13 de diamètre. Se placer à l'extrémité de ce cercle, dans la position de départ étudiée précédemment (Voir p. 31); balancer plusieurs fois la jambe avant et tout en faisant la rotation du tronc, exécuter un bond en avant, le pied postérieur venant à peu près au centre du cercle, le pied antérieur à quelques centimètres de la circonférence; faire le jet et le changement de pied.

Pour le disque, le cercle a 2 m. 50 de diamètre. Se placer à l'extrémité du cercle, dans la position étudiée précédemment (Voir p. 31); faire un tour sur soi-même, une sorte de pas de valse, le bras tenant le disque très en arrière, le pied antérieur à quelques

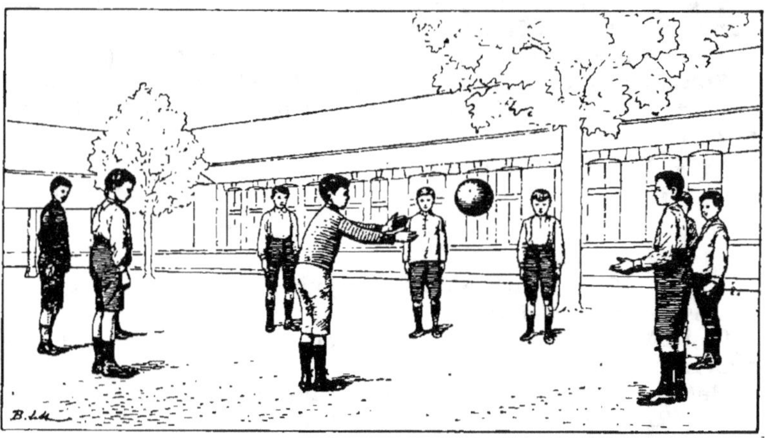

Fig. 11. — PASSE-PASSE AVEC MÉDECINE BALL.

centimètres de la circonférence de lancement. Faire le jet en utilisant la force centrifuge et faire le changement du pied.

Pour le javelot, prendre 20 à 25 mètres d'élan rapide dans la direction du jet. A quelques pas de la ligne de lancement, exécuter le jet comme de pied ferme et faire le changement de pied.

APPLICATIONS : **Passe-passe avec médecine balle** de 3 à 4 kg. (fig. 11).

Jonglage seul à une ou deux balles.

Jonglage deux à deux.

Jonglage seul avec un poids avec flexion des bras.

Jonglage seul avec un poids avec flexion du tronc.

Mêmes mouvements en marchant.

Jonglage deux à deux avec un poids.

Lancer de balles ou de pierres en longueur, hauteur, précision.

Lancer de balles, de pierres, de poids à deux mains, en avant, en arrière, de côté.

Lancer de ballon avec la main, avec le pied, avec la tête.

Passe de ballon de pied ferme, en marchant, en courant.

Lancement du poids de 5 kg. ou de 7 kg. 257.
Lancement du javelot.
Lancement du disque.
Lancement du marteau.

7° ATTAQUE ET DÉFENSE

EXERCICES ÉDUCATIFS : Ajouter à ceux pour enfants de 11 à 13 ans (Voir p. 33) :
Les prises de poignets et d'avant-bras.

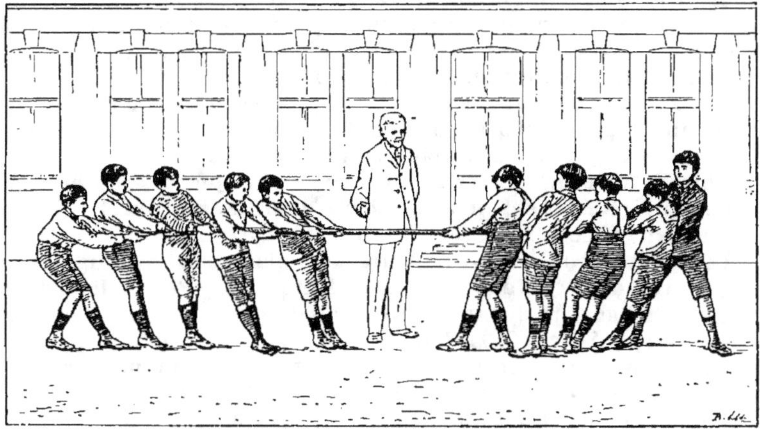

Fig. 12. — LUTTE DE TRACTION A LA CORDE.

L'étude plus approfondie de la **boxe française, de la boxe anglaise, de la lutte libre et de la lutte gréco-romaine.**

APPLICATIONS : **Boxe de combat.**
Lutte.
Jiu-jitsu.
Lutte de traction à la corde (fig. 12).

PETITS JEUX COLLECTIFS : Aux jeux précédemment indiqués (Voir p. 29 à 48), ajouter les suivants :
L'anguille. — Un joueur, les yeux bandés, se place au centre d'une circonférence de 1 mètre de rayon environ. Tous les joueurs viennent, à tour de rôle, jeter dans le cercle leur mouchoir roulé en anguille, puis ils placent un pied sur la circonférence. Quand tous les joueurs ont jeté leur mouchoir, l'aveugle se baisse et en saisit un. Le propriétaire de cette anguille se sauve et doit aller

toucher un but fixé à l'avance à une dizaine de mètres. Chaque joueur prend son mouchoir et frappe le coureur avant son arrivée au but. Le coureur devient l'aveugle de la partie suivante.

La mère Garuche. — La surface du jeu est limitée par un rectangle d'environ 15 à 25 mètres. Extérieurement, un refuge de 3 mètres environ est tracé pour la mère Garuche; aucun joueur ne doit pénétrer dans ce camp. Le joueur désigné pour être la mère Garuche sort de son refuge en criant : « La mère Garuche sort du camp » et il cherche à toucher un de ses camarades. Le joueur pris devient enfant de la mère Garuche et il doit atteindre le refuge à toute vitesse poursuivi par les autres joueurs qui essaient de lui appliquer sur les jambes et les épaules, des coups de leur mouchoir roulé en anguille. La mère Garuche fait ensuite une autre sortie en tenant son enfant par la main et recommence la chasse. Les joueurs ne peuvent être pris que par la mère Garuche, les enfants ne pouvant qu'arrêter un joueur.

Course à trois jambes. — Deux joueurs, placés côte à côte, se tiennent par le cou ou les épaules et ont leur jambe intérieure se touchant attachée à la hauteur de la cheville.

Course à deux sur deux jambes. — Les joueurs se tiennent comme précédemment, mais au lieu d'avoir les jambes attachées, ils tiennent avec la main leur jambe intérieure.

Le va-et-vient. — Les joueurs sont placés sur un rang, trois ou quatre objets étant déposés à leurs pieds. Perpendiculairement à la ligne de départ, ils tracent de petits cercles (trois ou quatre), espacés de 1, 2, 3 mètres. Au signal de l'instructeur, chaque joueur prend un objet et va le déposer dans le premier cercle, puis il revient chercher le deuxième objet et le porte dans le deuxième cercle. Il fait de même pour les objets suivants. Tous étant placés, les joueurs vont les rechercher un par un pour les poser sur la ligne de départ.

Chat suspendu. — Au signal donné, les joueurs se suspendent par les mains, les aisselles, aux arbres, aux perches, aux murs, etc.

Le trépied humain. — Les joueurs étant en cercle sur un rang, l'un d'entre eux court autour du cercle. Tous les joueurs doivent se mettre en équilibre sur la tête et les mains pendant que le coureur cherche à prendre celui qui met les pieds à terre, pour se reposer.

Manchot est maître chez soi.

Le tournoi. — Les joueurs sont divisés en chevaux et cavaliers. Ils forment deux camps d'égale force. Au signal de l'instructeur, les deux camps marchent l'un contre l'autre au galop; arrivés au corps à corps, les cavaliers cherchent à se désarçonner mutuellement en se heurtant mais sans employer les mains.

L'ours. — Les joueurs sont divisés en ours et en sauteurs. Un cercle est tracé sur le sol. Les ours se mettent à l'intérieur de ce cercle en courbant le dos et la tête et en se tenant par le cou.

L'un d'entre eux est désigné pour être le gardien. Les sauteurs cherchent à se lancer sur le dos des ours, tandis que le gardien essaie de les prendre dès leur entrée à l'intérieur du cercle. Étant sur le dos des ours, ils n'ont rien à craindre, mais dès qu'ils

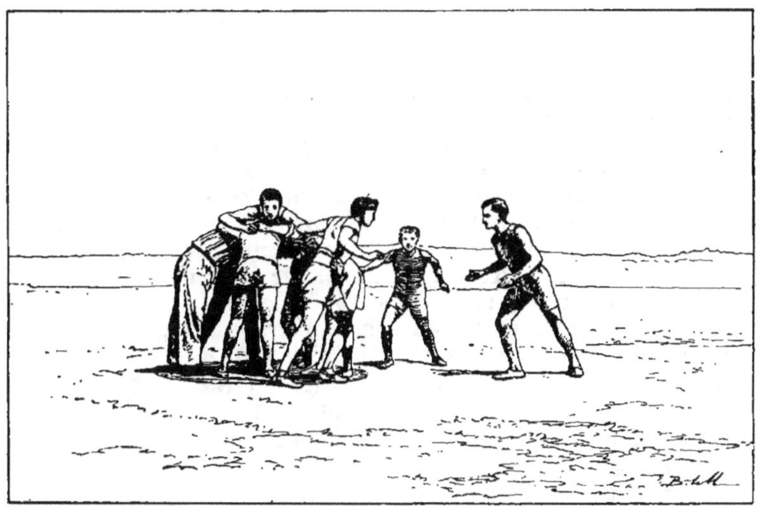

Fig. 13. — L'OURS.

touchent terre, le gardien à droit sur eux. Si l'un des sauteurs est pris par le gardien, le camp des ours devient sauteurs pendant que les sauteurs prennent la place des ours (fig. 13).

Retour au calme

Comme pour les enfants de 11 à 13 ans (Voir p. 49).
Marche lente avec exercices respiratoires.
Marches avec chants.
Marche au pas cadencé.
Évolutions.
GRANDS JEUX : Au moins deux fois par semaine, les leçons seront remplacées par une séance de grands jeux, tels que :
Les barres. — Choisir un terrain suffisamment uni pour éviter les accidents en cas de chute. Les joueurs se divisent en deux camps et se placent à une distance d'environ 50 mètres. Le jeu s'engage de la façon suivante :
Un joueur du camp désigné vient dans le camp opposé « deman-

der barres » contre un des joueurs. Celui-ci vient se placer devant son adversaire, pied contre pied, une main derrière le dos, l'autre tendue en avant. Le provocateur frappe trois coups dans la main tendue et s'enfuit poursuivi par son adversaire. La poursuite commence alors entre les deux camps. Un des coureurs du premier camp va au secours de son camarade en cherchant à prendre le joueur du camp opposé sur lequel il a « barres » (tout joueur sortant de son camp pour courir sur un adversaire déjà sorti, est dit avoir « barres » sur lui). Un joueur ne peut être fait prisonnier que par un adversaire ayant « barres » sur lui. Quand un joueur est pris, la partie s'interrompt; le prisonnier se rend dans le camp adverse et se place à trois pas du camp, étendant le bras vers ses camarades, en attendant que l'un d'eux vienne le délivrer en lui touchant la main. S'il y a plusieurs prisonniers, ils se mettent en ligne en se tenant par la main. Un joueur touchant la main du premier délivre tous les autres. La partie est à nouveau engagée comme il est dit plus haut par le joueur ayant fait le prisonnier. Un joueur se réfugiant dans le camp adverse est imprenable, mais, dès sa sortie, ses adversaires ont « barres » sur lui.

Le drapeau. — Un rectangle de 20 à 30 mètres sur 15 à 20 mètres est tracé sur le sol. Les joueurs se divisent en deux camps. L'un de ces camps a la garde du drapeau fixé à une dizaine de pas en avant du camp. Quelques défenseurs se placent autour du drapeau pour en empêcher la capture tandis que les autres sont tenus en réserve. Les assaillants nomment un cavalier portant un signe distinctif; ce cavalier doit protéger les assaillants et leur faciliter la prise du drapeau. En effet, il peut prendre les défenseurs mais il est imprenable. Les défenseurs peuvent faire prisonniers les assaillants qui cherchent, sans se faire prendre, à s'emparer du drapeau.

Des chefs de camp peuvent être désignés; ils ont alors le soin de surveiller le jeu et de donner les ordres utiles à la manœuvre de leur camp (utilisation des réserves, tactique).

La balle au camp. — On trace sur le sol un rectangle de 60 mètres sur 15 mètres environ. On établit un camp, puis cinq buts espacés de 10 à 20 mètres. Les joueurs sont divisés en deux parties dont l'une occupe le camp tracé. Les autres joueurs, les « trimeurs « se dispersent en dehors dans les limites du jeu. L'un d'eux lance la balle à l'un des joueurs du camp. Celui-ci relance la balle de volée, puis sort du camp pour courir au premier but, puis au deuxième et ainsi de suite. Les *trimeurs* ramassent la balle et cherchent à atteindre le coureur mais ils n'ont pas le droit de faire plus de trois pas ni de conserver la balle en main. Si le coureur est menacé de trop près, il peut s'arrêter à l'un des buts, il lève alors le bras en criant : « But » et il est inviolable. La balle est servie à un deuxième joueur du camp, qui court au premier but tandis que le premier coureur gagne les buts suivants en tâchant d'atteindre le dernier.

La partie est perdue par les défenseurs du camp si l'un des leurs est atteint par la balle pendant sa course, si la balle servie est rattrapée de volée par les *trimeurs*, si, pendant sa course, il touche la balle de la main au lieu de la toucher du pied. On peut également compter des points pour chaque partie.

La grande thèque. — C'est une variété de la balle au camp. La balle est servie à l'aide d'un bâton ou *thèque* de 0 m. 60 à 0 m. 80.

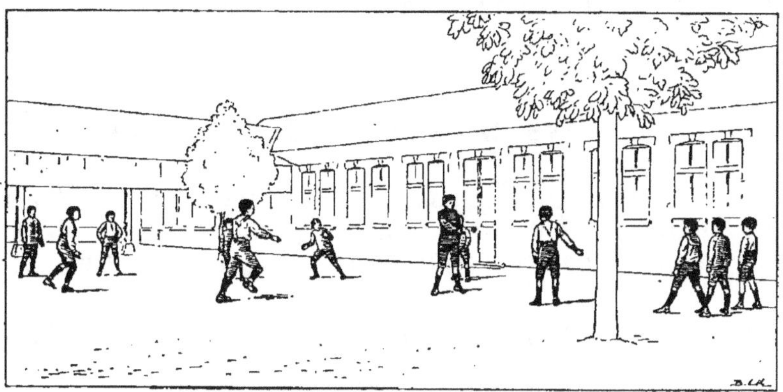

Fig. 14. — La grande thèque.

Au milieu du terrain de jeu, on trace un pentagone régulier de 6 à 10 mètres de côté; une cheville de bois marque chaque sommet de ce pentagone. Vers le milieu de ce pentagone, on plante une autre fiche. L'un des joueurs au camp désigné pour occuper le pentagone se place vers la première fiche la thèque en main. Un de ses camarades placé vers la fiche du milieu lui lance la balle qu'il a le droit de refuser deux fois, mais s'il la manque à la troisième fois, il sort du camp. Dès que le batteur a frappé la balle, il lâche la thèque et se sauve vers la deuxième fiche puis vers la troisième, etc. Comme dans la balle au camp, il peut s'arrêter à une des fiches en criant : «But ». La balle est alors resservie et la partie continue de même. Tout joueur touché par la balle pendant sa course sort du camp; de même, s'il renvoie la balle derrière lui en la frappant de la thèque. Le camp entier sort si tous les piquets sont occupés. On compte cinq points pour tout joueur rentrant au camp sans s'arrêter à une des fiches. On compte un point si le coureur est rentré sans être touché par un des trimeurs. Les trimeurs comptent cinq quand l'un des batteurs sort du camp. La partie se joue en quarante points (fig. 14).

Le ballon militaire. — Une ligne partage le terrain en deux camps. Les joueurs se placent de chaque côté de cette ligne et essaient de faire franchir la ligne de but du camp adverse par un ballon. Chaque but marqué compte un point. L'instructeur met le ballon en jeu et fait les rentrées de touche. Il empêche également les brutalités pendant le jeu. Il règle l'intensité du jeu en décidant que le ballon sera joué avec les pieds et les mains, avec les pieds ou les mains seulement, etc.

Le **hockey** — le **volley-ball** — le **baskett-ball**, le **foot-ball association** et le **foot-ball rugby** (Voir les *Règlements sportifs* en usage).

EXAMENS DU CYCLE SECONDAIRE

Deux examens sont passés dans ce cycle, le *Certificat secondaire d'Éducation physique* (premier degré), et le *Certificat secondaire d'Éducation physique* (second degré).

CERTIFICAT SECONDAIRE (PREMIER DEGRÉ)

Il se passe vers l'âge de 16 ans et comprend huit épreuves strictement individuelles et sans compétition; chacune de ces épreuves est éliminatoire. Ce sont :

1º Course de 60 mètres en 9 secondes ou moins.
2º Course de 800 mètres en 3 min. 30 s. ou moins.
3º Saut en hauteur avec élan 1 m. 10 (trois essais).
4º Saut en longueur avec élan 4 mètres (trois essais).
5º Lever à deux mains, une fois au-dessus de la tête et maintenir pendant trois secondes, une barre à sphères de 30 kg.
6º Faire un rétablissement à la barre fixe et grimper ensuite 3 mètres de corde lisse, sans l'aide des pieds; départ assis.
7º Lancer le boulet de 5 kg. à 6 mètres ou plus de la plus mauvaise main, en restant à l'intérieur d'un cercle de 2 m. 13 de diamètre avec butoir.
8º Un exercice d'assouplissement pris dans les éléments de la mise en train.

Ces épreuves, comme celles du certificat élémentaire (Voir p. 54), doivent être effectuées en deux jours, les épreuves impaires le premier jour et les épreuves paires le deuxième jour.

Les candidats n'ayant pas subi ces épreuves avec succès,

ne seront pas admis dans le **cycle** secondaire (second degré).

CERTIFICAT SECONDAIRE (SECOND DEGRÉ)

Il se passe vers l'âge de 18 ans et comprend les épreuves suivantes, dont chacune est éliminatoire. Les candidats ayant subi avec succès les épreuves suivantes pourront, après visite médicale, être admis dans le cycle supérieur. Ce sont :

1º Course de 100 mètres en 14 secondes.
2º Course de 1 000 mètres en 3 min. 30 s.
3º Saut en hauteur avec élan : 1 m. 25 (trois essais).
4º Saut en longueur avec élan : 4 m. 50 (trois essais).
5º Grimper : trois rétablissements puis 4 m. 50 de corde lisse bras seuls, départ assis.
6º Lancer de 7 kg. 257 à 6 mètres et de la moins bonne main.
7º Lever de 40 kg. (barre à sphères) à deux mains.

EXEMPLES DE LEÇONS
POUR LES JEUNES GENS DE 13 A 16 ANS

> **1ʳ Leçon**

Mise en train

ÉVOLUTIONS : Rassemblement sur trois rangs. — Marche des gymnastes. — Marche cadencée. — Prendre les distances.

ASSOUPLISSEMENTS : **Bras.** — Circumduction des bras croisés devant le corps.

Jambes. — Flexion des membres inférieurs.

Tronc. — Station écartée, bras verticaux: flexion latérale du tronc.

Mouvements dissymétriques. — Le charcutier.

EXERCICES RESPIRATOIRES avec élévation des bras fléchis.

Leçon proprement dite

1º MARCHER : Marche en flexion du tronc.
2º GRIMPER : Grimper à un arbre.
PREMIER JEU COLLECTIF : Le chat et la souris.
3º SAUTER : Saut en hauteur avec élan.
4º LEVER ET PORTER : Porter un camarade sur la nuque.
5º COURIR : Course de vitesse.
6º LANCER : Circumduction des bras d'avant en arrière.
DEUXIÈME JEU COLLECTIF : Le combat de coqs.
7º ATTAQUE ET DÉFENSE : Prise d'avant-bras.

Retour au calme

Marche lente avec exercices respiratoires.
Marche au pas cadencé, avec chants.
S'arrêter. Rompre.

Dans le courant de la leçon, introduire des exercices respiratoires dès que le besoin s'en fera sentir.

2ᵉ Leçon

Mise en train

ÉVOLUTIONS : Rassemblement sur deux rangs. — Marche sur la pointe des pieds. — Les ailes de moulin.

ASSOUPLISSEMENTS : **Bras.** — Élévation latérale des bras avec flexion et extension de la main.

Jambes. — Circumduction de l'une et l'autre jambe.

Tronc. — Flexion et extension du tronc.

Exercice dissymétrique. — Circumduction des bras parallèles devant le corps.

EXERCICES RESPIRATOIRES avec circumduction des épaules.

Leçon proprement dite

1º MARCHER : Marche sur la pointe des pieds, bras verticaux.
2º GRIMPER : Étant en suspension allongée, translation latérale, bras tendus, avec balancements.

PREMIER JEU COLLECTIF : La mère Garuche.

3° SAUTER : Trois sauts successifs.

4° LEVER ET PORTER : Porter sur les épaules un camarade à l'appui tendu.

5° COURIR : Sautillements d'une jambe sur l'autre, en avant et en arrière.

6° LANCER : Lancer des deux mains une balle sur but fixe.

DEUXIÈME JEU COLLECTIF : La balle au terrain acquis.

7° ATTAQUE ET DÉFENSE : Lutte de traction à la corde.

Retour au calme

Marche lente avec exercices respiratoires.
Marche avec chants.
Demi-tour en marchant et de pied ferme.
S'arrêter. Rompre.

Dans le courant de la leçon, introduire des exercices respiratoires dès l'apparition de l'essoufflement.

3ᵉ Leçon

Mise en train

ÉVOLUTIONS : Rassemblement sur trois rangs. — Marche au pas de chasseurs. — Marche avec battements.

ASSOUPLISSEMENTS : **Bras.** — Circumduction des bras croisés devant le corps.

Jambes. — Élévation arrière et flexion de la jambe.

Tronc. — Sur le dos, élévation d'une jambe avec flexion et extension du pied.

Mouvement combiné. — Élévation latérale des bras avec rotation du tronc.

EXERCICE RESPIRATOIRE avec élévation des bras fléchis.

Leçon proprement dite

1° MARCHER : Marche à quatre pattes.

2° GRIMPER : Suspension inclinée, traction des bras avec élévation de la jambe.

PREMIER JEU COLLECTIF : La poursuite à cloche-pied.

3° SAUTER : Saut en hauteur avec élan.

4° LEVER ET PORTER : Soulever un camarade raidi, couché à terre en le prenant sous la nuque.

5° COURIR : Course en foulées.

6° LANCER : Circumduction alternative des bras d'avant en arrière et d'arrière en avant.

DEUXIÈME JEU COLLECTIF : Les prisonniers.

7° ATTAQUE ET DÉFENSE : Lutte de répulsion dos à dos.

Retour au calme

Marche lente avec exercices respiratoires.
Marche au pas cadencé, avec chants.
Demi-tour en marchant.
S'arrêter, rompre.

Dans le courant de la leçon, introduire des exercices respiratoires dès l'apparition de l'essoufflement chez les jeunes gens.

4ᵉ Leçon

Mise en train

ÉVOLUTIONS : Rassemblement sur trois rangs. — Marches en avant, en arrière, de côté oblique. — Marche en étoile.

ASSOUPLISSEMENTS : **Bras.** — Exercices d'opposition deux à deux par les bras.

Jambes. — Flexion alternative des jambes station écartée.

Tronc. — Assis jambes écartées, rotation du tronc.

Mouvement dissymétrique. — Simultanément, élévation horizontale d'un bras, latérale de l'autre.

EXERCICES RESPIRATOIRES avec circumduction des épaules.

Leçon proprement dite

1° MARCHER : Marche allongée, tronc incliné dans le prolongement de la jambe arrière avec balancement des bras.

2° GRIMPER : Suspension allongée, circumduction des jambes tendues.

PREMIER JEU COLLECTIF : La quille humaine.

3° SAUTER : Balancement des bras avec flexion coordonnée des jambes.

4º LEVER ET PORTER : Transport d'un sac chargé sur l'épaule.

5º COURIR : Course avec crochets.

6º LANCER : Lancer le ballon avec la main, avec le pied, avec la tête.

DEUXIÈME JEU COLLECTIF : Manchot est maître chez soi.

7º ATTAQUE ET DÉFENSE : Lutte : ceinture avant, parade.

Retour au calme

Marche lente avec exercices respiratoires.
Marche au pas cadencé, avec chants.
A droite, à gauche, en marchant.
S'arrêter. Rompre.

Dans le courant de la leçon, introduire des exercices respiratoires dès que le besoin s'en fera sentir.

$$5^e \; Leçon$$

Mise en train

ÉVOLUTIONS : Rassemblement en colonne par deux. — Marche des gymnastes. — Marche avec changement de pas.

ASSOUPLISSEMENTS : **Bras.** — Exercices d'élévation latérale des bras et flexion des avant-bras dans un plan horizontal.

Jambes. — Élévation du genou et extension de la jambe dans les différents plans.

Tronc. — Sur le dos, élévation alternative des jambes avec flexion et extension du pied.

Mouvement combiné. — Circumduction des bras avec rotation du tronc.

EXERCICES RESPIRATOIRES avec élévation des bras tendus.

Leçon proprement dite

1º MARCHER : Marche allongée rapide.

2º GRIMPER : Grimper à une ou deux perches avec les mains et les pieds.

PREMIER JEU COLLECTIF : Les mille-pattes.

3º SAUTER : Sautillements sur place, jambes tendues.

4° LEVER ET PORTER : Porter un camarade sur le dos.

5° COURIR : Courir, s'arrêter, repartir dans une direction quelconque.

6° LANCER : Geste de lancer le javelot.

DEUXIÈME JEU COLLECTIF : L'ours.

7° ATTAQUE ET DÉFENSE : Boxe de combat, coups de poings directs, parades et ripostes.

Retour au calme

Marche avec exercices respiratoires.
Marche au pas cadencé, sifflée.
Demi-tour en marchant.
S'arrêter. Rompre.

Dans le courant de la leçon, introduire des exercices respiratoires dès l'apparition de l'essoufflement chez les jeunes gens.

EXEMPLES DE LEÇONS
POUR JEUNES GENS DE 16 A 18 ANS

| 1ʳᵉ Leçon |

Mise en train

ÉVOLUTIONS : Rassemblement sur trois rangs. — Marche des gymnastes. — Marche cadencée. — Prendre les distances.

ASSOUPLISSEMENTS : **Bras.** — Circumduction des bras croisés devant le corps.

Jambes. — Flexion et extension des jambes.

Tronc. — Bras verticaux, flexion latérale du tronc.

Exercice dissymétrique. — Circumduction des bras au sens opposé.

EXERCICE RESPIRATOIRE avec flexion et extension du tronc.

Leçon proprement dite

1° MARCHER : Marche en flexion du tronc.
2° GRIMPER : Grimper au mât.

PREMIER JEU COLLECTIF : Le chat et la souris.

3° SAUTER : Saut en hauteur avec élan, de face et de côté.

4° LEVER ET PORTER : Porter un càmarade à cheval sur les épaules.

5° COURIR : Course de vitesse de 100 mètres.

6° LANCER : Lancer du poids de 5 kg.

DEUXIÈME JEU COLLECTIF : Le tournoi.

7° ATTAQUE ET DÉFENSE : **Lutte à la corde (traction)** deux à deux.

Retour au calme

Marche lente avec exercices respiratoires.
Marche au pas cadencé, avec chants.
A droite à gauche en marchant.
S'arrêter. Rompre.

Dans le courant de la leçon, introduire des exercices respiratoires dès l'apparition de l'essoufflement chez les jeunes gens.

2ᵉ Leçon

Mise en train

ÉVOLUTIONS : Rassemblement en colonne par trois. — Marche sur la pointe des pieds. — Marche normale à cadences différentes. — Prendre les distances.

ASSOUPLISSEMENTS : **Bras.** — Élévation latérale des bras avec flexion des avant-bras dans un plan horizontal.

Jambes. — Flexion des jambes avec élévation verticale des bras.

Tronc. — Bras latéraux, rotation du tronc.

Exercice dissymétrique. — Élévation horizontale, verticale, latérale des bras avec un temps de retard.

EXERCICE RESPIRATOIRE avec élévation des bras fléchis.

Leçon proprement dite

1° MARCHER : Marche à quatre pattes;

2° GRIMPER : Escalader un mur en s'aidant d'un camarade.

PREMIER JEU COLLECTIF : L'épervier.

3º SAUTER : Saut en longueur avec élan.

4º LEVER ET PORTER : Charger un sac sur les épaules.

5º COURIR : Course en foulées.

6º LANCER : Lancer de ballon avec la main, avec le pied; avec la tête.

DEUXIÈME JEU COLLECTIF : L'anguille.

7º ATTAQUE ET DÉFENSE : Clef au bras, au poignet, viens donc.

Retour au calme

Marche lente avec exercices respiratoires.
Marche au pas cadencé, avec chants.
Demi-tour en marchant.
S'arrêter. Rompre.

Dans le courant de la leçon, introduire des exercices respiratoires dès que l'essoufflement apparaîtra chez les jeunes gens.

3ᵉ Leçon

Mise en train

ÉVOLUTIONS : Rassemblement sur trois rangs. — Marche avec changement de pas. — Marche au pas de chasseurs. — Prendre les distances.

ASSOUPLISSEMENTS : **Bras.** — Élévation latérale des bras avec flexion des avant-bras dans un plan vertical.

Jambes. — Circumduction de l'une et l'autre jambe.

Tronc. — Sur le dos, élévation d'une jambe avec flexion et extension du pied.

Mouvement combiné. — Fente fléchie, élévation latérale des bras.

EXERCICES RESPIRATOIRES avec circumduction des épaules.

Leçon proprement dite

1º MARCHER : Marche avec flexion des jambes.

2º GRIMPER : Grimper à une échelle sans l'aide des pieds.

PREMIER JEU COLLECTIF : Pile ou face.

3° SAUTER : Saut combiné (longueur et hauteur).

4° LEVER ET PORTER : Soulever un camarade en plaçant la tête entre ses jambes.

5° COURIR : Course en montant et en descendant.

6° LANCER : Lancement du javelot.

DEUXIÈME JEU COLLECTIF : Le trépied humain.

7° ATTAQUE ET DÉFENSE : Ceintures avant et arrière, prise de manchettes. Parades.

Retour au calme

Marche lente avec exercices respiratoires.
Marche sifflée.
A droite, à gauche, en marchant.
S'arrêter. Rompre.

Dans le courant de la leçon, introduire des exercices respiratoires, dès que le besoin s'en fera sentir.

4ᵉ Leçon

Mise en train

ÉVOLUTIONS : Rassemblement colonne par deux. — Marche sur la pointe des pieds. — Les ailes de moulin. — Prendre ses distances.

ASSOUPLISSEMENTS : **Bras.** — Circumduction des bras d'avant en arrière et d'arrière en avant.

Jambes. — Elévation du genou et extension de la jambe dans les différents plans.

Tronc. — Sur le dos, élévation des genoux, extension des jambes avec flexion et extension du pied.

Mouvement combiné. — Élévation verticale des bras avec élévation de la jambe tendue en avant.

EXERCICES RESPIRATOIRES avec élévation des bras tendus.

Leçon proprement dite

1° MARCHER : Marche en terrain varié.
2° GRIMPER : Grimper à la corde lisse.

PREMIER JEU COLLECTIF : La mère Garuche.
3° SAUTER : Sauter plusieurs fois un fossé.
4° LEVER ET PORTER : Porter un camarade à deux.
5° COURIR : Course de relais en terrain varié.
6° LANCER : Jonglage deux à deux, avec une ou deux balles.
DEUXIÈME JEU COLLECTIF : La balle cavalière.
7° ATTAQUE ET DÉFENSE : Vas-y, Arm-Lock (Jiu-jitsu).

Retour au calme

Marche lente avec exercices respiratoires.
Marche au pas cadencé, avec chants.
A droite, à gauche, en marchant.
S'arrêter. Rompre.

Dans le courant de la leçon, introduire des exercices respiratoires dès que l'essoufflement apparaîtra chez les jeunes gens.

5ᵉ Leçon

Mise en train

ÉVOLUTIONS : Rassemblement sur deux rangs. — Marche allongée avec grands balancements de bras. — L'étoile. — Prendre les distances.

ASSOUPLISSEMENTS : **Bras.** — Exercices d'opposition deux à deux par les bras.

Jambes. — Flexion des jambes, extension latérale de l'une et l'autre jambe.

Tronc. — Sur le dos, soulever les jambes étendues en avant, les porter réunies à droite, à gauche, les ramener en avant et les poser à terre.

Mouvement dissymétrique. — Circumduction des bras en sens opposé.

EXERCICES RESPIRATOIRES avec élévation des bras tendus.

Leçon proprement dite

1° MARCHER : Marche à quatre pattes.
2° GRIMPER : Étant en suspension allongée, translation latérale, bras tendus, avec balancements.

PREMIER JEU COLLECTIF : Les petits paquets.
3º SAUTER : Saut de bas en haut.
4º LEVER ET PORTER : Lever de poids de 25 kg.
5º COURIR : Course en flexion du tronc.
6º LANCER : Lancement du disque.
DEUXIÈME JEU COLLECTIF : Les chandelles empoisonnées.
7º ATTAQUE ET DÉFENSE : Jiu-jitsu : déséquilibres.

Retour au calme

Marche lente avec exercices respiratoires.
Marche au pas cadencé avec chants.
Demi-tour en marchant.
S'arrêter. Rompre.

Dans le courant de la leçon, introduire des exercices respiratoires dès que l'essoufflement apparaîtra chez les jeunes gens.

———

CHAPITRE VII

CYCLE SUPÉRIEUR OU ATHLÉTIQUE

Cette période est celle de l'action, mais elle exige un entraînement rationnel pour éviter le surmenage. Il ne faudra donc jamais atteindre la limite de la grande fatigue qui est toujours nuisible.

Ici, les leçons dureront de 45 à 60 minutes et ne s'adresseront qu'aux jeunes gens ayant subi avec succès toutes les épreuves du certificat secondaire du second degré.

Nous ferons une mise en train analogue à celle du cycle secondaire du second degré (Voir p. 58).

Les mêmes exercices d'assouplissement seront exécutés; cependant, nous aurons à la fois un exercice combiné et un exercice dissymétrique.

La leçon proprement dite variera sensiblement. Nous aurons ici d'une à trois applications par famille d'exercices, dans n'importe quel ordre; la leçon se fera d'après le terrain; nous utiliserons tous les accidents que nous pourrons rencontrer. Un seul jeu sera introduit dans la leçon, qui se terminera par un retour au calme analogue à ceux du cyle précédent.

Nous ferons beaucoup de sports : le **hockey**; le **ballon militaire**; le **cricket**; le **ski**; la **pelote basque**; le **tennis**; l'**escrime**, l'**équitation**; la **natation**; l'**aviron**; le **foot-ball**; le **rallye**; le **cross country**; les **lancements divers**; les **levers de poids et d'haltères**; la **boxe**; la **canne**; le **bâton**; le **jiu-jitsu**, etc.

Les exercices aux agrès (**barre fixe, trapèze, barres parallèles, anneaux, sauts au tremplin, au cheval d'arçon**) seront également pratiqués.

Dans ce cycle, nous ferons également le lancer du

marteau athlétique et de la **grenade** (Éducation militaire).

Lancement du marteau. — Le marteau athlétique se compose d'un poids sphérique qu'un câble métallique relie à une poignée. L'ensemble, comme le poids, pèse 7 kg. 257 et la hauteur totale ne doit pas dépasser 1 m. 20. On le lance de l'intérieur d'un cercle de 2 m. 13 de diamètre. Pour le lancer, on tient la poignée à deux mains, on balance le marteau, puis, le faisant tourner au-dessus de la tête, on effectue très rapidement quelques pas de valse et on abandonne le marteau en restant dans le cercle.

Lancement de la grenade. — Trois positions.

1º *Debout.* — Étant en fente avant fléchie, prendre la grenade dans la main opposée à la jambe avant ; fléchir le tronc sur la jambe postérieure, la main tenant la grenade passant en arrière de cette jambe, le lanceur regardant sa grenade tandis que le bras avant tendu fait balancier. Faire une détente brusque de la jambe arrière et du tronc et lancer la grenade un peu avant que le bras arrière soit vertical, l'autre bras se projetant en arrière. Faire le changement de pied.

2º *A genoux.* — Se fendre en avant et mettre à terre le genou postérieur, la jambe fléchie perpendiculaire à la direction du lancement ; prendre la grenade dans la main opposée à la jambe avant, fléchir le tronc en arrière et comme précédemment lancer par une détente brusque de tout le corps. Se recevoir en avant sur les mains et se plaquer à terre.

3º *Couché.* — Étant couché dans la direction du jet, passer à la position à genoux et faire le lancer.

EXEMPLES DE LEÇONS
POUR HOMMES DE 18 A 35 ANS

1ʳᵉ Leçon

Mise en train

ÉVOLUTIONS : Marche sur la pointe des pieds. — Marche normale à cadences différentes.

ASSOUPLISSEMENTS : **Bras.** — Élévation des bras dans les différents plans avec flexion et extension de la main.

Jambes. — Élévation du genou, extension de la jambe dans les différents plans.

Tronc. — Sur le dos, élévation des genoux, extension des jambes.

Exercice combiné. — Élévation de la jambe tendue avec élévation verticale des bras.

Exercice dissymétrique. — Passage de la fente avant fléchie à la fente arrière fléchie avec élévation verticale du bras opposé à la jambe fléchie et élévation arrière de l'autre.

EXERCICE RESPIRATOIRE avec élévation des bras fléchis.

Leçon proprement dite

1° MARCHER : Marche à quatre pattes, en avant, en arrière, de côté.

2° LANCER : Lancement du poids de 7 kg. 257.

3° GRIMPER : Grimper à une corde à l'aide des bras seuls.

4° COURIR : Course de 400 mètres en foulées.

5° LEVER ET PORTER : Porter un camarade sur le dos, en courant, en marchant (40 m.).

6° SAUTER : Saut en profondeur d'un mur.

JEU COLLECTIF : La balle cavalière.

7° ATTAQUE ET DÉFENSE : Lutte d'opposition à la perche par équipes.

Retour au calme

Marche lente avec chants.
Marche au pas cadencé.
S'arrêter. Rompre.

Dans le courant de la leçon, introduire des exercices respiratoires chaque fois que le besoin s'en fera sentir.

$$\boxed{2^e \text{ Leçon}}$$

Mise en train

ÉVOLUTIONS : Rassemblement en colonne par quatre. — Marche avec battements de pieds tous les cinq pas.

ASSOUPLISSEMENTS : **Bras.** — Élévation horizontale des bras dans les différents plans et écartement arrière.

Jambes. — Circumduction de la jambe d'avant en arrière.

Tronc. — Sur le dos, élévation des jambes tendues, circumduction des jambes séparées.

Mouvement combiné. — Flexion d'une jambe, élévation latérale de l'autre avec élévation horizontale des bras.

Mouvement dissymétrique. — En marchant, élévation avant d'un bras et verticale de l'autre.

EXERCICES RESPIRATOIRES avec flexion et extension du tronc.

Leçon proprement dite

1° ATTAQUE ET DÉFENSE : Jiu-jitsu. Chutes en avant et en arrière, déséquilibre.

2° COURIR : Course en flexion du tronc.

3° GRIMPER : Escalader un mur à l'aide d'un arbre incliné.

4° LANCER : Lancer de grenades (vitesse et précision), position couchée.

5° LEVER ET PORTER : En descendant un talus, porter à deux un camarade.

JEU COLLECTIF : La balle au pot.

6° SAUTER : Saut de haies. Passage d'un fossé à l'aide d'une perche.

7° MARCHER : Marche en montant puis course en montant.

Retour au calme

Marche lente avec exercices respiratoires.
Marche au pas cadencé avec chants.
S'arrêter. Rompre.

Dans le courant de la leçon, introduire des exercices respiratoires dès que l'essoufflement apparaîtra.

CHAPITRE VIII

ÉDUCATION PHYSIQUE FÉMININE

Elle a pour but de préparer la jeune fille à la vie dans une atmosphère heureuse et de lui donner de solides habitudes hygiéniques. Elle préparera des femmes robustes et agréables, capables d'engendrer de beaux enfants.

Dans notre méthode, nous envisagerons :

1º La petite fille de 6 à 9 ans et de 9 à 13 ans;
2º La jeune fille de 13 à 18-20 ans;
3º La femme épouse et mère.

1º LA PETITE FILLE

a) de 6 à 9 ans.

Comme pour les garçons, notre but sera d'activer le développement des grandes fonctions. Nous emploierons les mêmes éléments que pour les jeunes garçons (Voir p. 9).

b) de 9 à 13 ans.

A cette époque, les enfants commencent à entrer dans une période délicate, celle de la *préformation*. Nous aurons pour but de développer les organes et les grandes fonctions organiques (fig. 15). Cette éducation physique sera essentiellement hygiénique et respiratoire. Elle visera également au développement esthétique. Ni exercices violents, ni agrès, ni applications ne figureront au programme. Comme pour les garçons, deux groupes seront faits : de 9 à 11 ans et de 11 à 13 ans.

Les leçons seront identiques, mais varieront en intensité. Elles dureront de 20 à 25 minutes.

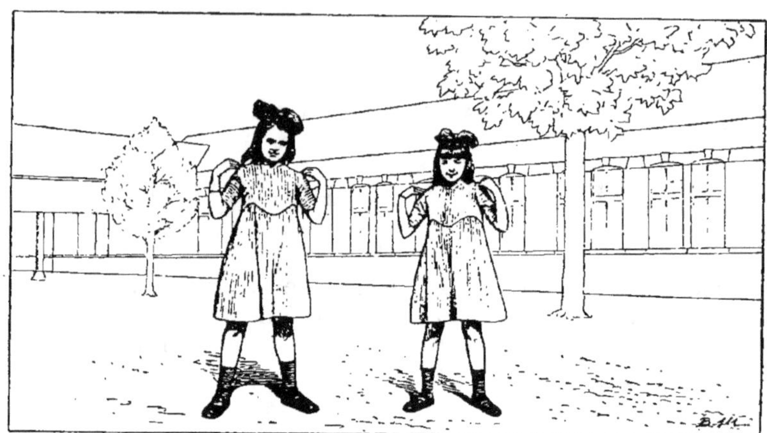

Fig. 15. — STATION ÉCARTÉE, MAINS AUX ÉPAULES.

La mise en train sera la même que pour les garçons;

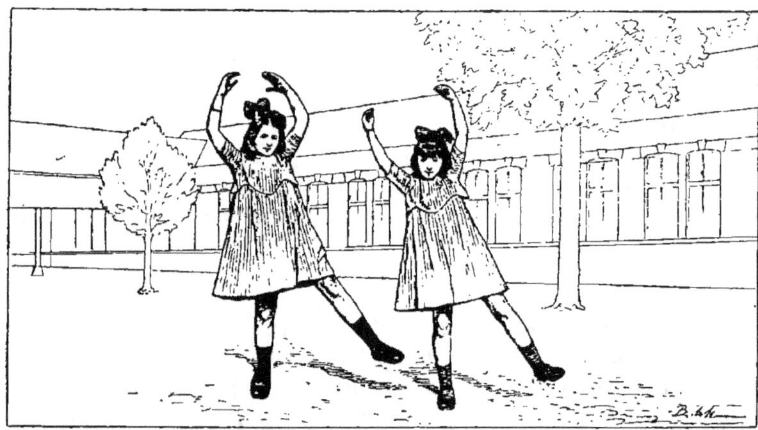

Fig. 16. — ÉLÉVATION D'UNE JAMBE AVEC ÉLÉVATION DES BRAS.

toutefois, tous les mouvements seront complets, continus, arrondis et faits en souplesse; les bras fléchis et non tendus (fig. 16).

La leçon proprement dite sera légèrement modifiée. Nous aurons les exercices de marche, de sauter, de lever et porter, de courir, de lancer, mais, le grimper sera remplacé en grande partie par l'équilibre, et l'attaque et défense par des exercices spéciaux des abdominaux (flexion et extension du tronc dans diverses positions).

Nous adopterons le régime suivant :

Mise en train

	Enfants de 9 à 11 ans.		Enfants de 11 à 13 ans.	
ÉVOLUTIONS	2	(dont 1 ronde mimée)	3	(dont 1 étude de danses)
ASSOUPLISSEMENTS :				
Bras.	1		1	
Jambes	1		1	
Tronc	1		1	
Combiné ou Dissymétrique	1		1	
EXERCICE RESPIRATOIRE. . . .	1		1	

Leçon proprement dite

	Enfants de 9 à 11 ans.	Enfants de 11 à 13 ans.
1° MARCHER	1	1
2° ÉQUILIBRE.	1	1
3° SAUTER	1	1
4° LEVER ET PORTER.	1	1
5° COURIR.	1	1
6° LANCER	1	1
EXERCICES DES ABDOMINAUX .	1	2
7° JEUX COLLECTIFS.	2	2

Retour au calme

	Enfants de 9 à 11 ans.	Enfants de 11 à 13 ans.
MARCHE avec exercice respiratoire .	1	1
EXERCICES OU JEUX RESPIRATOIRES	2	2
ÉVOLUTIONS	1	2

Les éléments seront sensiblement les mêmes que ceux employés dans les leçons pour garçons (Voir p. 23), mais nous ferons une plus large part aux exercices de marche et de danses, d'équilibre et de saut à la corde.

Comme jeux, nous préconisons les jeux de balles, de volants, de raquette et l'étude du tennis. On peut également combiner différents exercices d'équilibre et de souplesse, tels que : jongler avec des balles étant en équilibre sur la poutre ou en y marchant; porter des objets légers sur la tête tout en marchant sur la poutre.

Remarque. — *Pour la tenue, proscrire les corsets et les hauts talons.*

EXEMPLE DE LEÇONS
POUR JEUNES FILLES DE 11 A 13 ANS

Mise en train

ÉVOLUTIONS : Marche des gymnastes. — Marche à droite et à gauche avec chassé-croisé pour ballet. — L'escargot.

ASSOUPLISSEMENTS : **Bras.** — Elévation verticale des bras fléchis, avec flexion et extension de la main.

Jambes. — Élévation du genou et extension de la jambe.

Tronc. — Rotation du tronc.

Mouvement dissymétrique. — Cercle des mains en sens opposé.

EXERCICE RESPIRATOIRE avec élévation des bras fléchis.

Leçon proprement dite

1° MARCHER : Marche sur la pointe des pieds avec élévation verticale des bras fléchis.

2° ÉQUILIBRE : Élévation latérale d'une jambe, corps fléchi dans le prolongement, les bras levés.

JEU COLLECTIF : Les pots de beurre.

3° SAUTER : Saut à la corde.

4° LEVER ET PORTER : Flexion et extension du tronc, bras verticaux.

5° COURIR : Sautillements d'une jambe sur l'autre, en avant et en arrière.

6° LANCER : Lancer de pierres ou de balles sur but fixe (main droite et main gauche).

JEU COLLECTIF : La balle au pot.

7° EXERCICES DES ABDOMINAUX : Assis, rotation du tronc. Assis, flexion et extension du tronc.

Retour au calme

Marche avec circumduction des épaules.
Exercices respiratoires avec flexion et extension du tronc.
Exercices respiratoires avec circumduction des bras.
Marche serpentine et marche avec chants.

Dans le courant de la leçon, introduire des exercices respiratoires dès l'apparition de l'essoufflement.

CERTIFICAT ÉLÉMENTAIRE D'ÉDUCATION PHYSIQUE

Comme les garçons (Voir p. 54), les jeunes filles subiront les épreuves de ce certificat vers l'âge de 13 ans.

Pour entrer dans le cycle secondaire, elles devront exécuter :

1° Une course de 50 mètres en 10 secondes.

2° Un saut en hauteur avec élan de 0 m. 65 (trois essais).

3° Un saut en longueur avec élan de 2 m. 75 (trois essais).

4° Porter le poids de 5 kg. en équilibre sur la tête et suivre une ligne droite de 10 mètres, aller et retour.

5° Grimper 2 mètres aux cordes jumelles.

6° Atteindre une cible de 1 mètre carré en lançant 6 balles de chaque main et à 8 mètres de la cible.

7° Se tenir en équilibre sur une poutre horizontale placée à 1 mètre du sol; d'abord, sur la jambe gauche, puis sur la jambe droite, et cela pendant 5 secondes.

2° LA JEUNE FILLE DE 13 A 18–20 ANS

Elle est dans la période délicate de la *formation*. De grandes précautions sont à prendre pour éviter des accidents fâcheux. Notre but sera ici de développer la cage thoracique et surtout la sangle abdominale. « Il faut, dit le docteur Ponchet, substituer au corset de la femme, un corset de muscles. »

Nous commencerons l'étude des applications, mais nous rejetterons les courses de vitesse et les exercices aux agrès. Le travail de force fera place au travail de grâce, d'adresse et de coordination nerveuse.

Les leçons dureront de 25 à 35 minutes et mettront en œuvre les éléments étudiés pour les jeunes garçons (Voir p. 58); toutefois, les mouvements seront complets, continus et arrondis. Les danses rythmiques feront partie des évolutions de la mise en train.

Le régime sera le même que pour les jeunes filles de 11 à 13 ans, mais trois mouvements éducatifs seront remplacés par trois applications.

EXEMPLE DE LEÇONS
POUR JEUNES FILLES DE 15 A 16 ANS

Mise en train

ÉVOLUTIONS : Marche en colonne par un; former le cercle, les ailes de moulin. — Pas de ballet.

ASSOUPLISSEMENTS : **Bras**. — En marchant, circumduction des bras fléchis devant le corps. Augmenter petit à petit la cadence du pas.

Jambes. — En marchant, élévation du genou avec élévation sur la pointe du pied reposant à terre .

Tronc. — Fente latérale avec flexion du tronc et élévation du bras opposé à la fente.

Mouvement combiné. — Passer de la fente avant à la fente arrière avec élévation horizontale des bras et écartement arrière.

EXERCICE RESPIRATOIRE fait en marchant avec circumduction des épaules.

Leçon proprement dite

1º MARCHER : Marche avec élévation arrière de la jambe, un bras levé opposé à la jambe avant, corps en extension.

2º ÉQUILIBRE : Flexion d'une jambe, élévation latérale de l'autre avec élévation latérale des bras.

PREMIER JEU COLLECTIF : Pigeon vole modifié.

3º SAUTER : Saut avec un pas d'élan, chute sur un pied, bras latéraux, corps en extension.

4º LEVER ET PORTER : Prendre une camarade par la taille, l'enlever en faisant coordonner une flexion et une extension des jambes (Celle qui est soulevée peut aider au mouvement par un petit saut).

5° et 6° COURIR ET LANCER : Lancer une balle en courant et la rattraper.

DEUXIÈME JEU COLLECTIF : Les grâces.

7° EXERCICES SPÉCIAUX des abdominaux. En marchant, rotation et flexion latérale du tronc.

Flexion latérale du tronc, une jambe tendue en avant, le bras opposé levé.

Assis, flexion et rotation du tronc, bras droit touchant le pied gauche et réciproquement.

Retour au calme

Marche avec exercices respiratoires.
Marche chantée.
S'arrêter. Rompre.

Dans le courant de la leçon, introduire des exercices respiratoires dès l'apparition de l'essoufflement.

CERTIFICAT SECONDAIRE D'ÉDUCATION PHYSIQUE

La jeune fille subira également, vers l'âge de 18 ans, le certificat secondaire d'éducation physique consistant en :

1° Une course de 50 mètres en 9 secondes ;
2° Une course de 600 mètres en 3 m. 30 s ;
3° Un saut en hauteur avec élan de 0 m. 80 (trois essais) ;
4° Un saut en longueur avec élan de 3 m. 25 (trois essais) ;
5° Grimper aux cordes jumelles de 4 mètres (Redescendre sans l'aide des pieds) ;
6° Un lancer de 6 balles de chaque main à 10 mètres ;
7° Un lever de poids de 15 kg.

3° LA FEMME

A l'âge de 20 ans, l'organisme de la femme est établi. Elle pourra aborder la pratique des sports féminins : tennis, volley-ball, basket-ball, natation, aviron, à l'exclusion des sports violents tels que : le foot-ball, même en terrain réduit, les courses de vitesse et de fond.

Elle pourra se livrer maintenant à la pratique des exercices d'attaque et de défense. Elle apprendra quelques prises de jiu-jitsu et quelques coups de canne (emploi de l'ombrelle ou du parapluie), ainsi que ses principales parades et ripostes. Naturellement nous commencerons par l'étude des exercices éducatifs étudiés avec les jeunes gens (Voir p. 65).

Mais la femme ne fera pas d'exhibitions en public, elle n'est pas constituée pour faire un athlète. Il lui suffira de développer harmonieusement son corps, harmonie faite de grâce et de souplesse. Le sport lui servira surtout à lutter contre la sédentarité à laquelle la réduisent ses occupations ménagères. Elle se contentera d'un léger développement musculaire et surtout elle fortifiera sa **sangle abdominale** et les muscles des jambes qui **lui permettront de porter l'enfant** avec plus de facilité.

L'éducation physique de la **femme contribuera** en grande partie au relèvement de la race.

NOTA. — Un *Congrès médical d'Éducation physique enfantine et féminine* a tenu ses assises à Vichy en septembre 1922. Les conclusions suivantes y ont été adoptées :

La jeune fille ne doit aborder le sport qu'après y avoir été *préparée par une éducation physique méthodique et rationnelle;* le sport doit être soumis à un *contrôle sérieux* par un médecin compétent.

Enfin, en ce qui concerne l'athlétisme féminin, les limites suivantes ont été fixées :

Courses de vitesse : 80 mètres;
Courses de haies : 83 mètres, avec 7 haies de 0 m. 75 de hauteur, pouvant même être ramenées à 0 m. 50 pour certaines catégories;
Cross-country : 2 500 mètres au maximum;
Suppression du saut en longueur;
Maintien du saut en hauteur;
Lancer du poids : 3 kg. 500 au maximum ;
Poids du disque : 2 kg. 800;
Poids du javelot : 0 kg. 800.

CHAPITRE IX

ÉDUCATION PRÉMILITAIRE. — CERTIFICAT DE PRÉPARATION AU SERVICE MILITAIRE

Cette instruction comprend trois parties :

1º L'*éducation physique* des jeunes gens, étudiée au cycle secondaire ;

2º L'*éducation morale* préparant le jeune homme à remplir ses devoirs de soldat ;

3º L'*éducation militaire élémentaire* donnant les premières notions de l'instruction individuelle du soldat.

Le *Certificat de Préparation au Service militaire* (C.P.S.M.) sanctionne cette éducation prémilitaire.

A l'éducation physique se rattachent la *natation* qui est une épreuve supplémentaire et facultative et l'*hygiène élémentaire*. Cette étude de l'hygiène se fera pratiquement. Les futurs soldats apprendront à soigner les blessures légères, conformément au programme donné par l'Instruction du Ministre de la Guerre :

Hygiène individuelle (Soins journaliers de la peau, bouche, tête, pieds, organes génitaux). Les bains et les douches.

Hygiène du vêtement (Linge, effets et chaussures).

Hygiène de l'habitation (La chambre, les cabinets d'aisance).

Hygiène collective (L'atelier, l'école, la rue, la caserne, le village ; précautions spéciales contre les contagions).

Hygiène des exercices physiques (Les leçons, les diverses épreuves et leurs applications, la marche).

Lutte contre l'alcoolisme, la tuberculose et les maladies vénériennes.

Premiers soins à donner aux blessures légères (Le paquet de pansement).

L'éducation morale et civique est la révision du programme de l'enseignement primaire. On insistera surtout sur les questions suivantes :

Les devoirs envers la France.

Le citoyen, ses droits et ses devoirs.

La société française, le rôle du citoyen dans cette société.

La famille.

Les devoirs individuels (Propreté, bonne tenue, politesse, sobriété, travail, etc.).

Le soldat, ses droits et ses devoirs.

Notions sur l'Armée et la Marine nationales, leur rôle, leur nécessité.

Certaines notions d'histoire et de géographie pourront également être demandées.

L'éducation militaire élémentaire comprendra :

L'éducation individuelle dans la campagne, c'est-à-dire l'utilisation du terrain, l'observation des détails du sol, l'orientation, l'appréciation des distances, la lecture sommaire de la carte d'état-major et le *débrouillage*, permettant la vie en plein air.

L'outil. — Le futur soldat se familiarisera avec les principaux outils usuels (Pelle-pioche, cisailles, serpe, sac à terre, etc.). Il s'exercera à leur maniement et il apprendra leur emploi dans la vie militaire (Organisation des accidents de terrain, abri individuel rapide). L'emploi du sac à terre, du gabion, de la fascine, l'organisation de la tranchée, etc.

Le tir. — Apprendre au jeune homme à bien tirer, à soigner son arme.

Suivre ce programme donné par le Ministre de la Guerre :

1° Exercices préparatoires au chevalet de pointage.

2° Chargement, précautions.

3° Tir réduit (à la carabine à défaut de l'arme de guerre et de stand approprié).

4° Tir d'instruction au fusil de guerre (tirs de groupement, tirs au but).

5° Démontage, remontage, entretien de l'arme.

En dehors de cet enseignement général, les candidats au C.P.S.M. pourront recevoir une instruction spéciale leur permettant d'obtenir un ou plusieurs brevets de spécialité :

1° Armes montées;

2° Tireur classé;

3° Grenadier classé;

4° Éclaireur agent de liaison;

5° Cycliste;

6° Topographie;

7° Nageur classé;

8° Gymnaste classé;

9° Sports athlétiques;

10º Boxeur classé ;
11º Aviron ;
12º Chars de combat ;
13º Lecteur au son ;
14º Tambour, clairon et trompette classé ;

15º Sapeur mineur ;
16º Sapeur de chemin de fer ;
17º Opérateur manipulant télégraphiste ;
18º Escrimeur classé ;
19º Colombophile.

Conditions d'admission aux examens. — Conformément aux instructions du Ministre de la Guerre en date du 1ᵉʳ juillet 1921, ne seront admis à se présenter aux épreuves du C.P.S.M., que les jeunes gens appartenant à la plus prochaine classe à incorporer sous les drapeaux et aux brevets de spécialités que ceux de ces jeunes gens qui auront obtenu ledit certificat. Les illettrés ne peuvent être admis à subir les épreuves ; les commissions d'examens s'assureront que les candidats savent lire et écrire.

ÉPREUVES DU C.P.S.M.

ÉPREUVES PRATIQUES

1º **Marche.** — (Coefficient : 2) 25 kilomètres en terrain plat sur route sans armes et sans chargement.

2º **Éducation physique proprement dite.** — (Coefficient : 5).
a) Un saut en hauteur avec élan.
b) Un saut en longueur avec élan.
c) Une course de 100 mètres plat.
d) Une course de 1 500 mètres plat en 7 minutes.
e) Un grimper à la corde, pieds reposant à terre au départ, position debout.
f) Un lancer avec l'une et l'autre main (Poids de 7 kg. 257).
g) Un lever suivi d'un porter.

Ces épreuves seront exécutées suivant les règles sportives en usage et notées d'après le barème ci-après.

Les épreuves *a*, *b*, *c*, *e*, *f*, seules donnent lieu à une notation de 0 à 20.

Les épreuves *d* et *g sont éliminatoires et ne sont pas notées.*

Pour l'épreuve *d*, les candidats sont placés par petits groupes et courent en adoptant le style qui leur est propre.

Le grimper a lieu à la corde à l'aide seule des bras en plusieurs montées successives deux mètres sans reprendre pied à terre.

L'épreuve *g* s'exécute dans les conditions suivantes : au signal du chronométreur, le candidat charge rapidement, sur l'une ou l'autre épaule, un sac de 0 m. 25 de largeur lesté à 40 kg. pris à terre et le transporte à 100 mètres en 65 secondes, temps de charge compris.

3° **Tir** (Coefficient : 6).

Il sera fait au fusil de guerre à la distance de 200 mètres. 7 balles seront tirées successivement et sans arrêt anormal. Trois balles d'essais sont accordées pour le réglage du tir. Le minimum de deux balles, trois points est exigé.

Cette épreuve peut s'exécuter également avec la carabine scolaire à la distance de 10 mètres (trois balles d'essais). Sur une série de 7 balles, il faut faire un minimum de 25 points.

4° **Natation** (Épreuve supplémentaire et facultative. Coefficient : 4).

Une seule épreuve : Sauter à l'eau de 2 mètres de hauteur et nager 70 mètres sans reprendre pied. Le candidat est noté de 15 à 20 selon son style. S'il ne parcourt pas 70 mètres, le résultat ne lui est pas acquis.

ÉPREUVES THÉORIQUES

Elles comprennent :

1° L'examen d'éducation morale (Coefficient : 1) portant sur les notions vues précédemment (Voir p. 96).

2° L'examen d'hygiène (Coefficient : 1) portant sur les notions prescrites par le Ministre de la Guerre.

3° L'examen d'éducation militaire élémentaire (Coefficient : 4). Cet examen aura lieu autant que possible sur le terrain et consistera en interrogations sur les différents modes d'orientation (Soleil, étoiles, boussole, montre, etc.); sur les moyens d'appréciation des distances, sur les liaisons diverses (coureur, signaleur, téléphoniste, etc.).

Le candidat devra faire également une description de mémoire d'un aspect du terrain, et prévoir l'utilisation du terrain et de ses accidents.

De plus, il fera une lecture de la carte d'État-Major au 1/80 000, orientera sa carte et suivra un itinéraire fixé sur sa carte.

Le minimum exigible pour l'obtention du C.P.S.M. est fixé à 273 points représentant une moyenne générale de 7.

Les candidats n'ayant pas obtenu le minimum de 150 points aux épreuves d'éducation physique proprement dite et de 16 points pour la marche sont éliminés.

Une note moyenne inférieure à 6 pour l'ensemble des épreuves théoriques entraîne également l'élimination.

Le maximum pour chaque brevet de spécialité ne peut dépasser 20 ; le minimum est de 8.

BARÈME DE NOTATION DES ÉPREUVES DU CERTIFICAT DE PRÉPARATION AU SERVICE MILITAIRE

NOTE	SAUT EN HAUTEUR AVEC ÉLAN	SAUT EN LONGUEUR AVEC ÉLAN	100 MÈTRES PLAT	GRIMPER	LANCER ADDITION 2 MAINS	TIR
	mètres	mètres	secondes	mètres	mètres	
0	1,10	3 »	16 »	2 »	6 »	1
1	1,13	3,15	15,3/5	3 »	6,50	2
2	1,16	3,30	15,1/5	3,25	7 »	5
3	1,19	3,45	14,4/5	3,50	7,50	8
4	1,22	3,60	14,2/5	3,75	8 »	11
5	1,25	3,75	14 »	4 »	8,50	14
6	1,28	3,90	13,4/5	4,50	9 »	17
7	1,31	4,05	13,3/5	5 »	9,50	20
8	1,34	4,20	13,2/5	5,50	10 »	23
9	1,37	4,35	13,1/5	6 »	10,50	26
10	1,40	4,50	13 »	6,25	11 »	30
11	1,43	4,65	12,4/5	6,50	11,50	34
12	1,46	4,80	12,3/5	6,75	12 »	38
13	1,49	4,95	12,2/5	7 »	12,50	42
14	1,52	5,05	12,1/5	7,50	13 »	46
15	1,55	5,20	12 »	8 »	13,50	50
16	1,58	5,35	11,4/5	8,50	14 »	54
17	1,61	5,50	11,3/5	9 »	14,50	58
18	1,64	5,65	11,2/5	9,25	15 »	62
19	1,67	5,80	11,1/5	9,50	15,50	66
20	1,70	6 »	1 »	9,75	16 »	70

REMARQUE. — *La note 0 est toujours éliminatoire.*

CHAPITRE X

ÉDUCATION PHYSIQUE MILITAIRE

Éducation physique militaire. — Son but principal est la *préparation au combat.* Pour cela, elle développera ou maintiendra la valeur physique des cadres et de la troupe. En outre, elle cultivera les qualités particulières nécessaires au maniement des divers engins.

Elle y arrivera par la pratique des exercices et gestes utiles pour combattre, par le développement de la résistance à la fatigue, aux intempéries, par le travail sur les terrains les plus divers. Elle visera à l'*augmentation de la vitesse*, l'une des qualités les plus importantes du combattant.

Au point de vue moral, elle contribuera au maintien de l'enthousiasme et au développement de l'énergie.

L'éducation physique militaire comprendra donc un *entraînement physique général* et un *entraînement physique spécial.*

Entraînement physique général. — A leur arrivée au corps, les jeunes gens n'ont pas tous la même valeur physiologique. Afin d'éviter tout accident fâcheux, il est nécessaire de constituer des groupes bien homogènes. Pour cela, à l'incorporation, le médecin visite très attentivement les recrues et les classe de la façon suivante :

1º *Normaux;*

2º *A ménager;*

3º *A envoyer dans les Centres de Rééducation physique.*

Les hommes normaux subiront les épreuves suivantes dans la première quinzaine du deuxième mois de l'incorporation.

D'après ces épreuves, ils seront classés dans les catégories suivantes : 1º *Forts;* 2º *Moyens;* 3º *Faibles.*

TABLEAU DES ÉPREUVES
ET MINIMUM POUR ÊTRE CLASSÉ

	Forts	Moyens
Course de 100 mètres	13 s. 35	14 s. 35
Course de 1 000 mètres	3 min. 30 s.	3 min. 45 s.
Saut en hauteur avec élan	1 m. 30	1 m. 20
Saut en longueur avec élan	4 m. 50	4 m.
Grimper	3 rétablissements et 4 m. 50 de corde	3 rétablissements.
Lancer (moyenne des deux mains)	6 m. 50	6 m.
Lever	50 kg.	40 kg.
Natation (facultatif) 50 mètres en	1 min. 10 s.	1 min. 30 s.

Pour être classé *Fort* ou *Moyen,* il faut avoir accompli toutes ces performances fortes ou moyennes. Une seule des performances, faible, fait classer le militaire dans le groupe des *Faibles.* Ces épreuves peuvent être accomplies en deux jours et de la façon suivante :

Le premier jour, on fera : La course de 100 mètres.
Le saut en hauteur.
Le grimper.
Le lever.
Le deuxième jour, on fera : La course de 1 000 mètres.
Le saut en longueur.
Le lancer.

La natation est faite d'après les possibilités matérielle. Le classement étant fait, le groupe de faibles exécutera les leçons des jeunes gens de 13 à 16 ans du cycle secondaire (1er degré). Celui des moyens, celles du cycle secondaire (second degré).

Pour les forts, ce sera l'éducation athlétique du cycle supérieur.

REMARQUE. — *Avant le classement prescrit, toutes les recrues feront les exercices du groupe des faibles. Il serait à souhaiter que, pendant cette période, les instructeurs militaires apprennent aux jeunes recrues la façon de faire ces performances, le style caractéristique de chaque épreuve. On obtiendrait ainsi un meilleur classement fait réellement d'après la valeur physiologique de chacun. Pendant ces épreuves, l'instructeur veillera à ce qu'aucune exagération ne soit commise. Il évitera les compétitions et les records.*

Après une nouvelle visite médicale, les jeunes soldats feront de nouvelles performances permettant un nouveau classement.

Les hommes, classés : *A ménager*, suivent l'entraînement des faibles et ne subissent l'examen qu'après avis du médecin.

L'entraînement commencera naturellement par les séances d'études et au moins une fois par semaine, une leçon sera remplacée par une séance de jeux.

Entraînement physique spécial. — Il visera les principales spécialités militaires variant avec chaque arme. L'un des exercices le plus important sera celui du *lever et porter*. Cet entraînement comprendra deux parties, l'une individuelle et l'autre par équipe.

Progressivement, on passera de la tenue de sport à la tenue de campagne.

CHAPITRE XI

ÉDUCATION PHYSIQUE
DE L'AGE MUR ET DE LA VIEILLESSE

Précédemment, nous avons vu (Voir p. 4) que vers l'âge de 40 ans, l'organisme humain commence à décliner. Il devient aussi fragile que celui de l'enfant. En particulier, les tissus artériels sont usés et moins élastiques. Par suite, la circulation est moins active et le cœur se fatigue ainsi que les poumons.

Dès que l'homme commencera à sentir quelques symptômes de fatigue, il devra cesser les exercices de vitesse et de force, les efforts statiques et les sports violents provoquant des palpitations et des essoufflements. Il veillera à ne pas surmener le cœur et les poumons, mais il évitera la sédentarité ou en combattra ses effets.

Les leçons seront individuelles et journalières et se feront en plein air ou en chambre, fenêtres ouvertes, au réveil et dans une tenue aussi légère que possible. Elles dureront environ 30 minutes, mais on tiendra compte du travail physiologique accompli la veille, la fatigue et le surmenage étant à éviter. Les exercices faits seront surtout des exercices correctifs en rapport avec la profession.

En principe, la leçon contiendra surtout des exercices éducatifs et des assouplissements des articulations.

La marche lente. les excursions en terrain plat, les sports calmes (Tennis, golf, aviron), le saut à la corde, les travaux de jardinage sont à recommander.

EXEMPLE DE LEÇONS POUR HOMME NORMAL

Grande flexion du tronc, bras pendants, jambes tendues. Puis extension du tronc avec circumduction des épaules (10 fois).

Circumduction alternative des bras d'avant en arrière et d'arrière en avant.

Flexion et rotation du tronc avec mouvement des bras (bras droit touchant le pied gauche et inversement) (fig. 17).

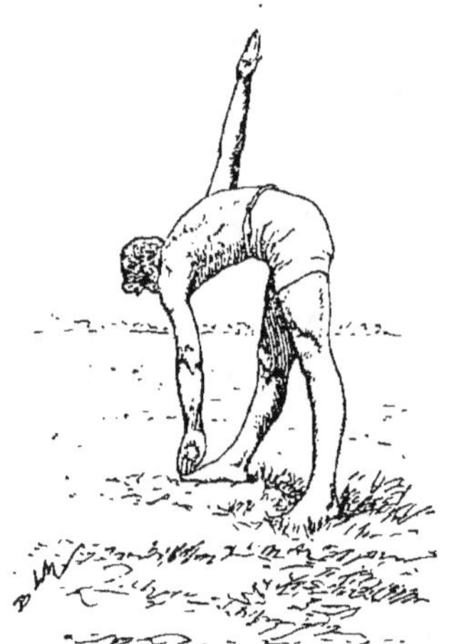

Fig. 17. — FLEXION ET ROTATION DU TRONC.

En souplesse, élévation de la jambe tendue en avant, bras opposé tendu horizontalement (Essayer d'atteindre la main avec le pied).

Même mouvement latéralement, les épaules restant face en avant.

Élévation du genou fléchi avec circumduction du pied.

Grande station écartée, flexion latérale du tronc, la main descendant le plus bas possible près de la jambe.

Flexion des jambes avec élévation des bras en souplesse.

Élévation de la jambe en arrière en levant les bras verticalement (s'élever sur la pointe du pied de la jambe d'appui).

Douche et gant de crin.

L'éducation physique de l'âge mûr a également pour but de combattre les effets de la sédentarité, en particulier l'*obésité*, due à l'insuffisance de combustion vitale. L'homme obèse fera des exercices à haute dose provoquant la sudation tout en évitant l'essoufflement et la courbature.

Par des exercices dissymétriques, il fortifiera son système nerveux. Les leçons comprendront des exercices à effets généraux et des exercices à effets locaux, ne faisant travailler que la sangle abdominale.

En principe, l'homme obèse commencera son entraînement journalier en faisant un seul mouvement de chaque série; il continuera progressivement jusqu'à dix fois, recherchant la sudation complète. Il passera ensuite à la leçon de l'homme normal.

Si possible, il fera un peu de lutte, de boxe française, de médecine ball et surtout du saut à la corde.

La marche matinale est recommandée, le corps recouvert de plusieurs maillots de laine provoquant la sudation abondante. Passer ensuite à la douche et se faire masser.

EXEMPLE DE LEÇONS POUR HOMME OBÈSE

EXERCICES DISSYMÉTRIQUES : Flexion des jambes en quatre temps, avec mains aux épaules et extension verticale des bras avec un temps de retard.

EXERCICES DES ABDOMINAUX : Flexion avant du tronc, les bras pendant naturellement les porter le plus loin possible en arrière et entre les jambes.

EXERCICE D'ÉQUILIBRE : Élévation arrière de la jambe, corps horizontal, rechercher l'équilibre.

EXERCICE DE MARCHE : Marche à quatre pattes dans tous les sens.

EXERCICES DES ABDOMINAUX : Étant couché sur le ventre, mains derrière le dos, extension du tronc.

Des exercices respiratoires seront faits dès que le besoin s'en fera sentir.

Terminer par douche et massage.

CONCLUSION

Il est à espérer que l'éducation physique se répandra de plus en plus dans le public. Sa pratique contribuera au relèvement de la race française. L'homme commençant sa culture physique dès son enfance, deviendra un sujet vigoureux, maître de lui, travaillant avec plus d'entrain et sachant dompter ses mauvais instincts. Les cabarets et autres lieux de débauche seront abandonnés pour les terrains de sports.

C'est par l'éducation physique que l'alcoolisme et la tuberculose seront terrassés. La femme, plus forte, donnera naissance à de vigoureux enfants. De plus, grâce à l'éducation physique, le service militaire pourra être réduit, le jeune homme, arrivant convenablement entraîné au régiment, n'aura plus qu'à apprendre le maniement des engins spéciaux.

Dès maintenant, mettons-nous franchement au travail; ayons la volonté de vaincre notre passivité et nos préjugés.

OUVRAGES CONSULTÉS

Projet de Règlement général d'Éducation physique (1re, 2e, et 4e parties).

Circulaire ministérielle n° 4890 du 1er juillet 1921.

COULOMMIERS

Imprimerie Paul BRODARD.

1448-4-23.